森岡周 著

脳を学ぶ
「ひと」がわかる生物学

脳のイラストレーション●古屋直徳
脳の紙工作●ごとうけい

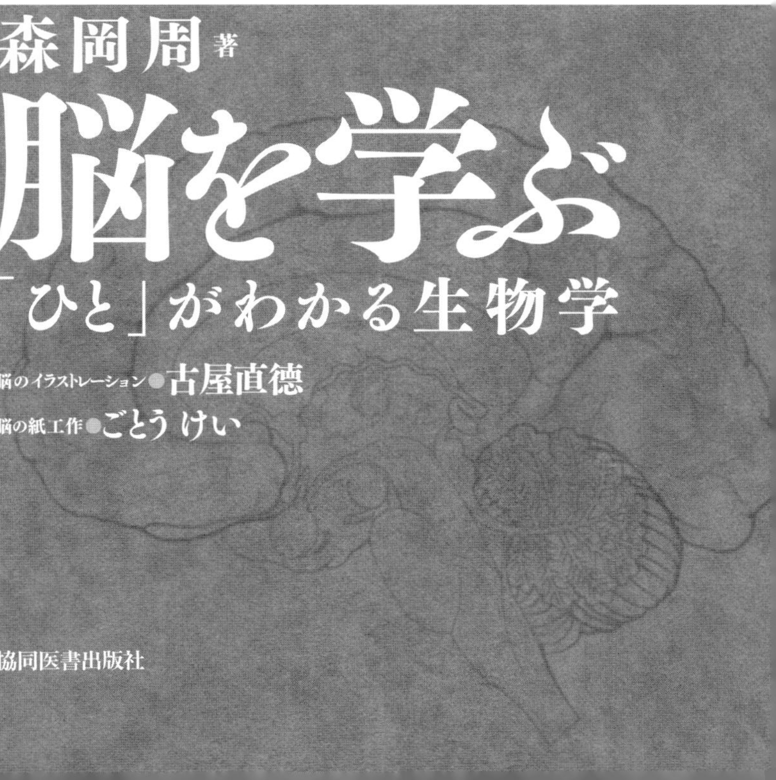

協同医書出版社

装幀　岡　孝治

森岡　周（もりおか　しゅう）
1971 年　高知県に生まれる
1992 年　高知医療学院理学療法学科卒業
1992 年　近森リハビリテーション病院，理学療法士
1995 年　高知医療学院理学療法学科講師
1997 年　佛教大学社会学部卒業
1997 年　Centre Hospitalier Sainte-Anne, Paris（France）留学
2001 年　高知大学大学院教育学研究科修士課程修了，修士（教育学）
2004 年　高知医科大学大学院医学系研究科博士課程（神経科学系専攻）修了，博士（医学）
2004 年　畿央大学健康科学部講師
2007 年　畿央大学健康科学部助教授を経て，現在，同大大学院健康科学研究科教授

古屋直徳（こや　なおのり）…イラストハウスさいゆうき
ごとう　けい　　　　　　　…Kei Craft

脳を学ぶ～「ひと」がわかる生物学
2007 年 7 月 14 日　初版　第 1 刷発行
2008 年 4 月 7 日　　　　 第 3 刷発行

定価はカバーに表記
ISBN978-4-7639-1049-3
著者　森岡　周
イラストレーション　古屋直徳
紙工作　ごとう　けい
発行者　木下　攝
印刷・製本　横山印刷株式会社
DTP　Kyodoisho DTP Station
発行所　株式会社　協同医書出版社
113-0033　東京都文京区本郷 3-21-10
電話 03-3818-2361　ファックス 03-3818-2368
郵便振替 00160-1-148631
http://www.kyodo-isho.co.jp
E-mai：kyodo-ed@fd5.so-net.ne.jp

JCLS〈(株)日本著作出版権管理システム委託出版物〉
本書の無断複写は著作権法上での例外を除き禁じられています．複写される場合は，そのつど事前に
(株)日本著作出版権管理システム（電話 03-3817-5670，FAX 03-3815-8199）の許諾を得てください．

この本を手にとってくださった方々へ

　たとえばコンピュータのCPUを「電脳」，組織の方針を決める際の中心人物を「首脳」とか「ブレイン」といった比喩で呼ぶことがよくあります．テレビや雑誌でも頻繁に脳がとりあげられ，専門的な話と教育とか日常生活といったこととの関わりがいろいろな形で説明されています．脳はシステム全体を統一して指示を出したり，その動きを指揮するものであるという感じ方は間違ってはいません．脳はわからないことの多い不思議なものであるけれど，それは私たちが生きていくうえで欠かせない大事なものであることを皆が知っているのです．

　「脳」がこれほどまでに私たちの興味や好奇心を惹きつける理由をひとつあげるとすれば，それは脳が「私たち自身」だということがまぎれもない事実であるということがわかってきたからだと思います．現在，日本を代表する研究機関である理化学研究所脳科学総合研究センターでは「脳を知る」「脳を守る」「脳を創る」「脳を育む」という4つの視点から先端的な脳研究が進められています．文部科学省が2002年に発足させた「脳科学と教育」研究プロジェクトも理化学研究所が中心になって日本全国で進められていますが，その目的は脳科学，教育学，保育学，心理学，社会学，行動発達学，医学・生理学，言語学，体育学など，ひとの生存と文化に関わる主要な研究領域をすべて融合しようというものです．脳に対する知識欲の向こうには人間についての本当の知識に対する欲求があるのです．ですからこの私の本では，それを「脳を学ぶことは，結局，自分自身を知ろうとすることである」と表現したいと思います．

　脳は生きているという意味で，それを学ぶことは「生物学（バイオロジー）」を学ぶことです．一方で，「脳は生きている」と言えば，それは私自身にとっては「私は感じている」「私は考えている」「私は意識している」ということです．これをさらに「こんなことを感じている私がここにいる」とか「こんなことを考えている私がここにいる」と言い換えれば，そこでは心理学や哲学の知識も「脳を学ぶ」ことになります．脳を学ぶということは生きて活動する動物の仕組みを知ろうとする生物学と，生物，特にひとの意識や行動の仕組みとか意味を知ろうという心理学や哲学，教育学や社会学といった主要な研究領域のすべてを総動員する壮大なプロジェクトなのです．

　私の専門領域はリハビリテーションです．ですから脳そのものが傷ついた結果として起こる障害が私の研究の中心になりますが，もちろん医療はひとの現場です．脳に対する私の関心はリハビリテーションで出会う多くの人々，そして私が直接従事しているリハビリテーション・セラピストの専門教育で出会う多くの人々に対する理解を拡げ，深めてくれるものでなければなりません．そしてまた，リハビリテーションの現場で起こっていることをよりありのままに理解することは，医療に携わる方々はもちろんのこと，ご自身は医療に関わりがないと思っている方々にとってもきっと役に立つはずです．リハビリテーションもまた脳を学ぶ壮大なプロジェクトの一環なのですから，リハビリテーションに取り組む傷ついた人々，そして医療に取り組む人々から非常にたくさんのことを学ぶことができるからです．

　この本のささやかな狙いは，生物としての脳の姿をとらえるうえでまず必要最小限のことを知っていただきたいということです．ただその際に，ひとが生きているということと脳の生物学的な仕組みとがどのような関わりをもっているのかを示したいと思いました．言い換えると，私やあなたのように「感じたり」「考えたり」する生物がどのようにして生まれてきたのかということを知っていただきたいということです．この本で脳のことがすべてわかるはずはありませんが，脳を学ぶに際しての最初の第一歩として十分にお役に立てるはずだと，私は考えています．

2007年7月　森岡　周

脳は記憶の世界 6〜33
脳の働きは結び合わせること 34〜49

付録
脳を描いてみよう 51〜57
脳を作ってみよう 58〜

　ご覧のように，この本の目次はとても簡単です．それは別に脳が簡単なものだからということではありません．むしろ複雑でまだまだ未知の領域のほうが多い脳の姿をとらえるうえで，脳を学ぶ第一歩としての私たちの視点をはっきりと保っておきたいと考え，あえてこのようにしました．

　「脳は記憶の世界」という視点は，私たちの脳が今のような姿になってきたその道筋を「進化」という軸でとらえます．進化という言葉でその形や働きが変化してきたということも言いたいのですが，それに呼応して変化してきた「経験の進化」，つまり経験を積み重ねていくうえでの記憶の使い方の進化という意味を強調したいと思います．

　「脳の働きは結び合わせること」という視点は，脳の働きのエッセンスを，いろいろな記憶をひとつに結び合わせてさらに新しい意味をつくりあげることであるととらえます．脳はその持ち主にとって意味のある経験をつくりあげる際に，それまで経験として意味づけてきた記憶を活用するのです．この方法は私たちの感情も伴うとても複雑な過程です．それがどのような脳の働きによって実現しているのかを「結び合わせる」（ことによってなにか新しい別のひとつを生み出す）というアクティブな表現でとらえます．特にこのことは，傷ついた脳に働きかけなければならないリハビリテーションでは，まさに障害からの回復の原動力となるという意味で，とても大事なことなのです．

　この2つの視点をいつも気にとめながら，これからいくつもの脳のイラストを見ていってください．文章については，まずコラムはとばして読んでいただいてけっこうです．一番大事なことは本文に書きました．コラムはそれを補うために入れました．付録として，脳の外観を描いたイラストを薄く印刷して並べました．鉛筆でなぞってその形を体験してみてください．形とともにその働きについて思い出せるようになると素晴らしいと思います．最後の付録では，実際にご自分で脳の模型を作ってください．そしてその模型をあなたの両手のひらの上にのせて，それから目を閉じて小さな脳の大きく，深い営みのことを想像してほしいと思います．

❶ 脳を左・真横から見る
表面的に一番目につく大きな溝は，それぞれ外側溝（シルビウス溝），中心溝（ローランド溝）と呼ばれていて，前頭葉，頭頂葉，後頭葉，側頭葉の大まかな境界の目安になっています．

❷ 脳を正面から見る
向かって右が左半球，左が右半球．でも，もし自分の脳を鏡で見ると，この左右の関係は逆になります．つまり，今あなたは真正面で自分に向き合った"他者"の脳のイラストを見ているわけです．

❸ 脳を真後ろから見る

❹ 脳を真上から見る

❺ 脳を真下から見る
脳を真下から見ると，管状になった神経組織の末端が拡大しながら小脳や大脳に分化して肥大していき，それに比べて肥大の穏やかだった脳幹部分を包み込んでいった様子が想像できます．2本並んでいる細長い嗅球は大脳皮質をつくる終脳の進化的に古い部分から分化した脳の一部で，ちょうど鼻の奥に位置していて嗅覚情報を受け取ります．においを嗅ぎ取ったり嗅ぎ分けたりすることは進化の中で最も古い感覚と言われていて，文明人では鈍感になっていると言われる反面，トレーニングすれば鋭敏になるとも言われています．またアロマセラピーの"癒し"効果のように扁桃体の一部にリンクして情動に直接作用することがわかっています．

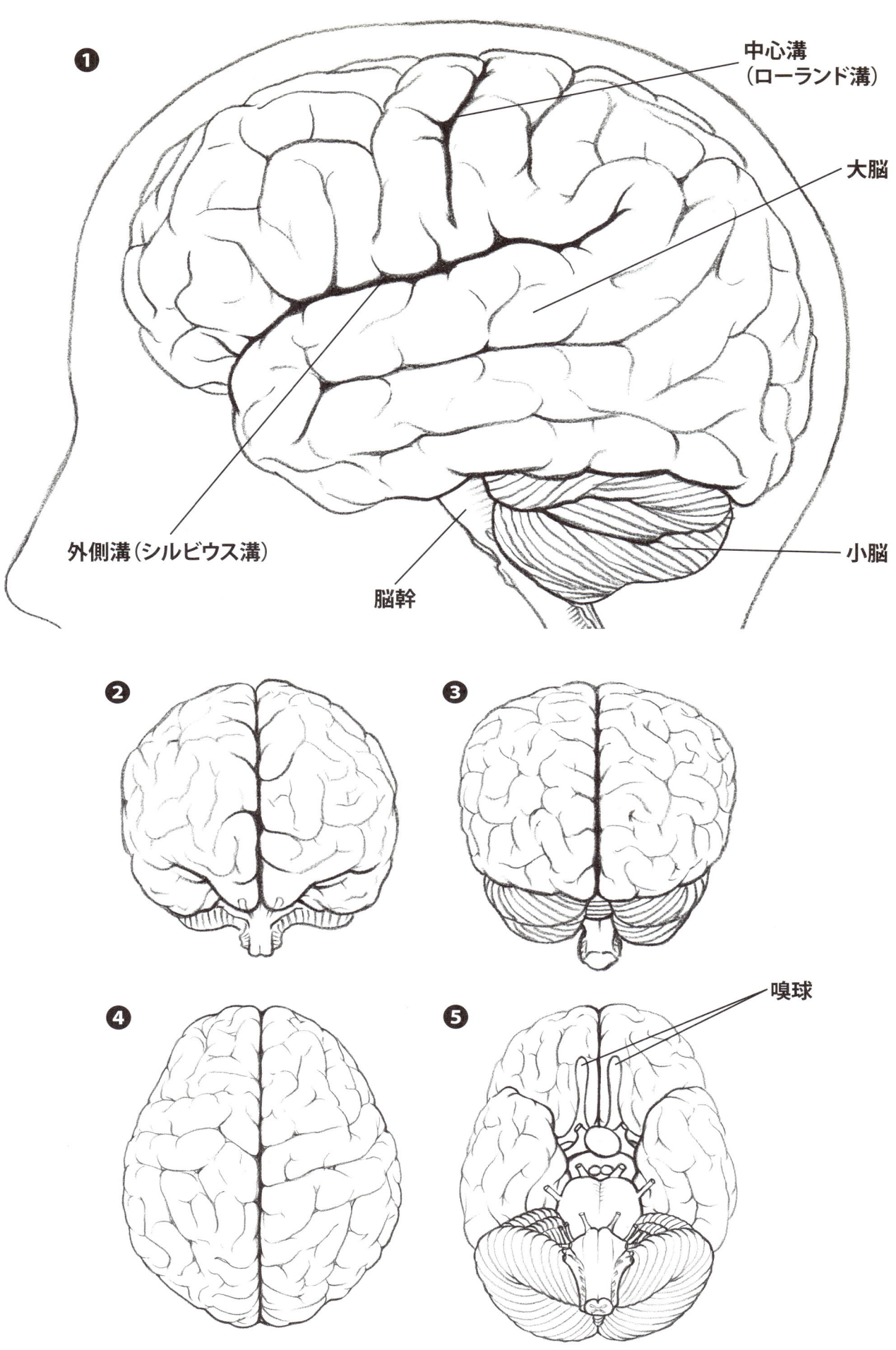

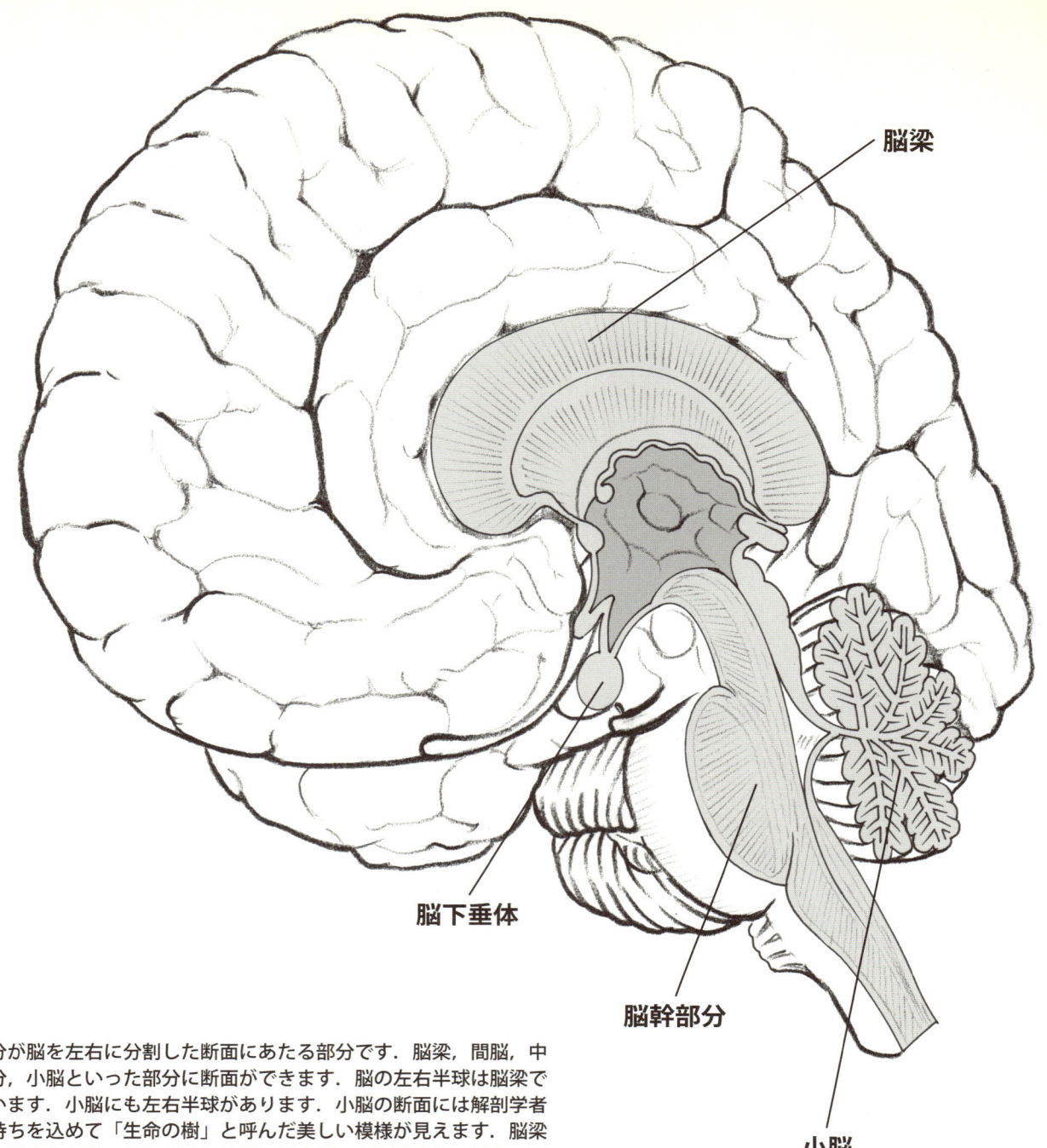

■脳の全景
薄いアミ部分が脳を左右に分割した断面にあたる部分です．脳梁，間脳，中脳，脳幹部分，小脳といった部分に断面ができます．脳の左右半球は脳梁でつながっています．小脳にも左右半球があります．小脳の断面には解剖学者が驚嘆の気持ちを込めて「生命の樹」と呼んだ美しい模様が見えます．脳梁と脳幹部分に囲まれた濃いアミ部分には脳の最奥部の大脳基底部，視床，扁桃体，海馬など動物の生存に不可欠な神経伝達物質やホルモンなどの調整機構が集中しています．ここは脊椎動物の進化の中でも最も古く原始的な部分で，動物が環境の中で生き延び，子孫を残していくための必要不可欠な機能の中枢なのです．脳下垂体はホルモン調整のための重要な器官ですが，脳から"垂れ下がった"ような形をしているのでその先端がよく見えます．

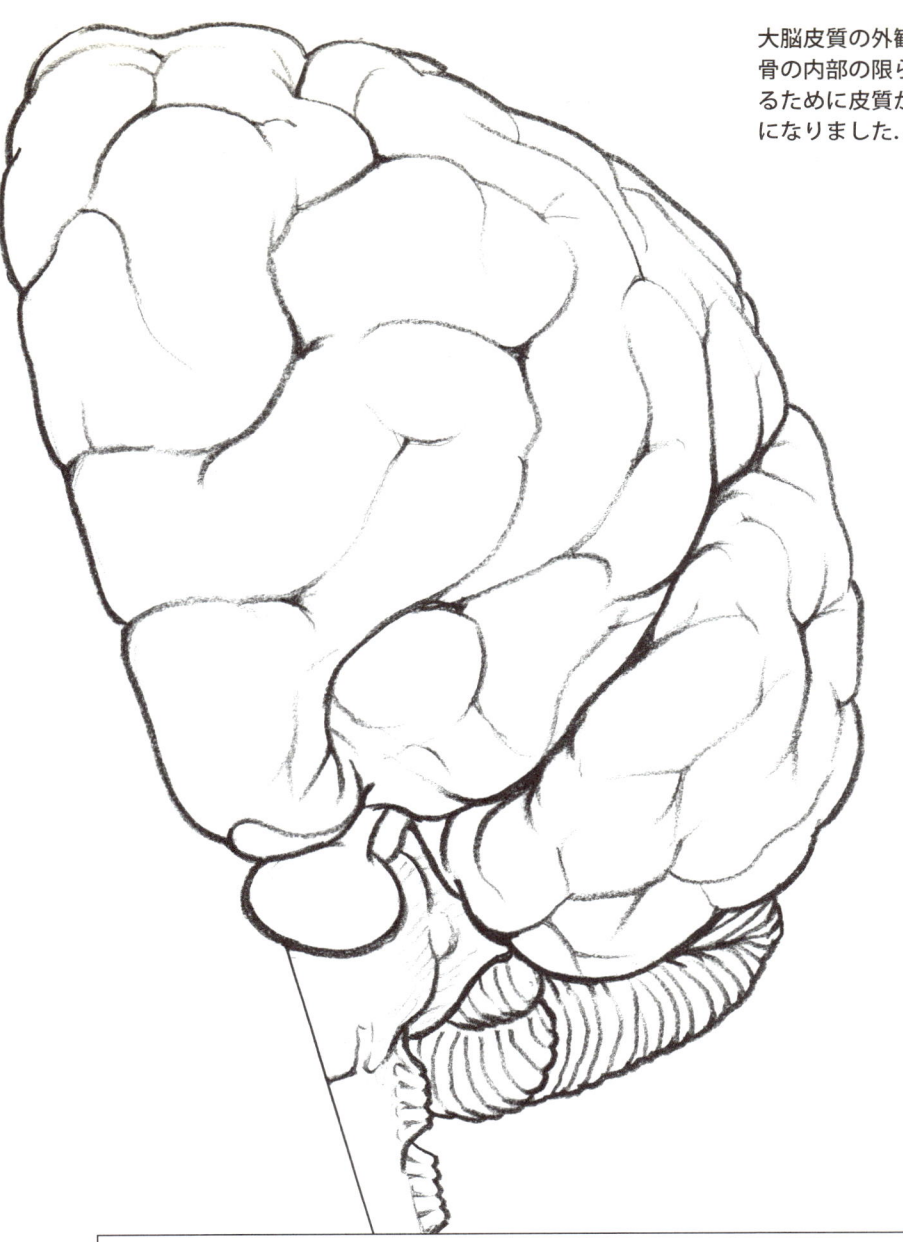

大脳皮質の外観にはたくさんのしわがあります．頭がい骨の内部の限られた空間の中で大脳皮質の表面積を広げるために皮質が折り畳まれていった結果，このような形になりました．

「液体の中に浮かんでいる脳」

　脳は頭がい骨の中で，脳脊髄液という液体の中に浮かんでいます．脳は決してかたくはなく，豆腐のようなやわらかさをもっています．ちょうど脳を豆腐に喩えると，スーパーマーケットで売られている豆腐をイメージしてもらえればよいと思います．プラスティックのパックが頭がい骨で，中の豆腐が脳，その周りは水（液体）で満たされているでしょう．この液体を脳脊髄液と考えればよいでしょう．脳は頭がい骨の中で浮かんでいるのです．この液体のおかげで，外から与えられた衝撃を吸収し，やわらかい脳の形を保ち，脳を守っているのです．脳脊髄液は脳室（側脳室，第3脳室，第4脳室）という脳の隙間でつくられ，脳脊髄液はクモ膜下腔に通じる路を通ってクモ膜下腔に入り，クモ膜下腔を循環しています．その後，循環した脳脊髄液は静脈の中に排出され，この循環システムによって脳の中はいつも新鮮な脳脊髄液で満たされ保護されています．脳脊髄液の異常として臨床で最初に見つかるのは，圧力の上昇です．頭がい骨の大きさは変化しませんので，異物が脳の中に入ると脳脊髄液に高い圧力がかかり，同時に脳自体も圧迫されて，頭痛などを起こしたりします．この脳脊髄液にかかった圧力を脳圧と呼びます．脳脊髄液の組成は中枢神経系を正常に働かせるために変動しないようになっています．その働きをするのが，血液脳関門です．血液脳関門は血液と脳組織液との間の物質交換を制限する関所（せきしょ）です．これによって，血液の組成に大きな変動があっても脳の組成には影響がないようにしています．関所によって，神経系が必要な物質だけを取り込み，かつ不要な物質はシャットアウトしているのです．

脳は記憶の世界(1)
4つの脳葉

　大脳新皮質とは，大脳のうち，表面を占める進化的に新しい部分です．哺乳類は大きく，霊長類では，中脳，間脳などを覆うほどの大きさを占めています．進化という観点からみれば，新皮質を得て拡大させ，有利な神経回路を子孫に伝達することで，生物は種を保存してきました．ひとでは，上手く生きていくために，作戦を練り，長期的な計画を立ててきたのも，大脳新皮質を得たからです．近代文明もこれにより可能になりました．爬虫類からひとへと系統発生図をのぼっていくにつれて，新皮質は大きくなり，数多くの神経回路を増やしてきました．

　新皮質を表面から見ると多くのしわがあります．このしわのくぼみを溝，ふくらみを回と呼びます．なかでも，外側を横に伸びる外側溝（シルビウス溝）と縦に伸びる中心溝（ローランド溝）は解剖学的区分に用いられます．それに従うと，外側溝より上で，中心溝より前を前頭葉，後を頭頂葉と言います．外側溝より下で側面を構成するのが側頭葉です．頭頂後頭溝より後を後頭葉と言います．五感を処理するために新皮質は4つの葉に分化してきました．これは脳がからだを介して環境につながり続けてきた証です．

　後頭葉は視覚，頭頂葉は運動やからだの感覚（体性感覚），側頭葉は聴覚，高次の視覚，そして言語や記憶，前頭葉は4つの葉では最大のもので，意欲や興味の維持，高次の判断，そして下位の脳に対する抑制を主としたコントロールを受け持つため，他の新皮質領域や辺縁系と強い結びつきがあります．

　新皮質は見た目には同じですが，機能によってさまざまな領域に分けられています．それは各領域が異なる機能をもっているということです．古くはフランツ・J・ガルが主張した骨相学にみることができます．その後，機能局在論は紆余曲折を重ねたのですが，新皮質の機能局在をはじめて科学的に明確にしたのは，ポール・ブローカです．彼は左半球の下前頭部を損傷すると言葉を失うことを発見しました．このように，ある領域がある機能を担っていることがわかったのです．

　それぞれの葉には，一次と呼ばれる場所（一次野）と連合と呼ばれる場所（連合野）があります．右下の図はブロードマンの脳地図を示しています．1909年，コルビニアン・ブロードマンは哺乳類の大脳皮質を層構造や細胞の種類を基準に52の領域に分割し，それぞれに番号を振り分けました．

　その脳地図に従うと，前頭葉の一次と呼ばれる場所は一次運動野（4野）になります．中心溝の前（中心前回）の一次運動野は主に筋運動を司ります．一次運動野からの遠心性線維は錐体路と呼ばれ，延髄で交差し，脊髄を経由して筋肉を動かします．頭頂葉の一次と呼ばれる場所は一次体性感覚野（3，1，2野）になります．中心溝の後（中心後回）は一次体性感覚野と呼ばれ，視床を通してからだの感覚（皮膚や深筋肉）線維を受け，からだの各所からの感覚情報を処理しています．一次運動野と一次体性感覚野はからだのコントロールとからだからの情報を受け取る役割があることから，中心溝をはさんで密接に関わり合っています．それらは，ホムンクルスと呼ばれ，脳の中にからだがある証拠です．ワイルダー・ペンフィールドは，ひとの脳に直接電気刺激をして，脳の中のからだの地図を作成しました．脳の中のからだは「私自身」です．哲学的に「私とは何か」と私自身に問いかけ，「このからだである」と答えることができるのは，現在の脳科学を用いれば，それは脳の中に「私のからだ」があるからであり，それは私がからだで感じ，からだを動かしているからです．時には瞳を閉じてゆっくりと脳のなかの私のからだを感じ，脳とからだの関係のすばらしさに気づいてみてください．

　側頭葉の一次と呼ばれる場所は一次聴覚野（41，42野）になります．音は内耳から視床の内側膝状体を経由した後，処理されます．一次聴覚野は領域により応答する音の高さが異なり，後方から前方にかけて，低音から高音に応答する領域が並んでいます．また，側頭葉内で一次聴覚野の前に一次味覚野があります．

　一方，後頭葉の一次と呼ばれる場所は一次視覚野（17野）になります．目の網膜から入った情報は，視床の外側膝状体を経由した後，この領野で第一段階の処理を行い，より高次な処理のためにその情報を連合野に向けて発信します．視覚に関連する領野はひとの脳の3分の1を占めます．そこには2つの経路があるのが知られています．1つは後頭葉から頭頂葉に至る経路です．ここでは，空間的な位置関係についての処理がなされています．からだの動きのコントロールには空間の処理能力が必要です．だから，この経路は運動をコントロールする

のに重要な経路となります．もう1つは後頭葉から側頭葉に至る経路です．ここでは，記憶に基づいて物体やひとを見分ける処理が行われています．

ひとは新皮質を特に発達させてきました．それは，環境に適応しながら，上手く生きていくためにです．からだや道具を上手く使って食物を得たり，生存のため，その経験を記憶するといった認知的な情報処理を学んできたのです．

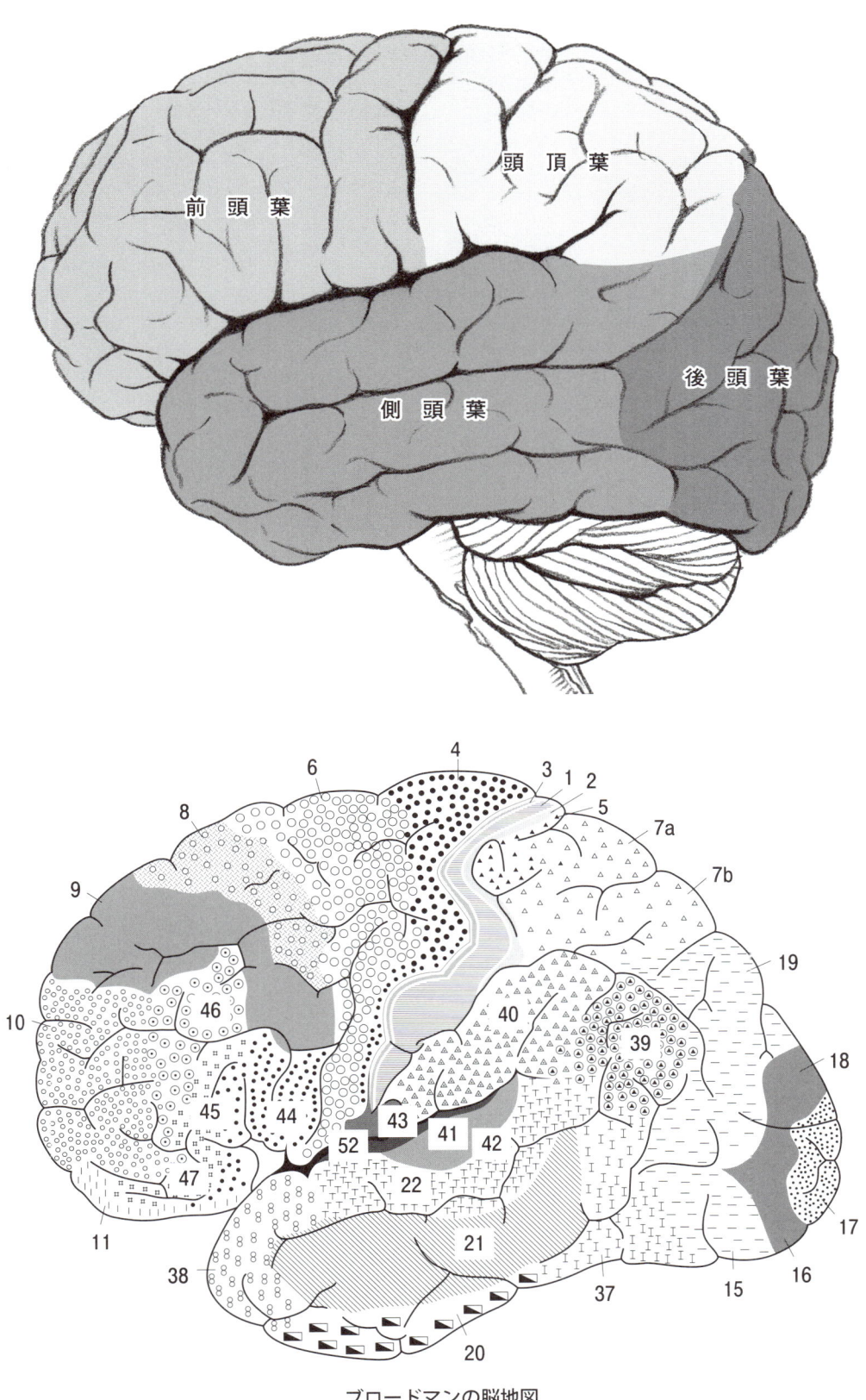

ブロードマンの脳地図

「"ホムンクルス"という私」

「私」は脳のどこにいるのか．現代の脳科学はかつて哲学で議論していたことを，自然科学で証明しようとしています．現在のところ脳内に"ここだ"と断定できる場所はないとの見解が多いのですが，脳の中に「私のからだ」があるというのは，一般的に知られています．これはホムンクルスと呼ばれ，脳の中の小人という意味です．

元々，ホムンクルスは，ヨーロッパ・ルネサンス期の錬金術師がつくりだす人工生命体，または，その生命体をつくりだす作業のことを指していました．当時のヨーロッパでは，ラテン語で「小さな人」を意味するホムンクルスが精子や耳の中にいて，それが発生や感覚を司るという逸話があったからです．錬金術師の中でも有名なのがパラケルスです．彼はイタリアのフェラーラ大学医学部を卒業した後，スイスのバーゼル大学医学部教授に就任しましたが，その後，ホムンクルスをつくりだすために錬金術師となりました．

現在，ホムンクルスという用語を聞いて真っ先に連想するのが，ペンフィールドの脳地図でしょう．カナダの脳外科医ペンフィールドはてんかん患者の手術に先立ち，ヒトの大脳皮質に電気刺激して，その刺激から起こる現象をまとめました．すると，中心溝の前部を刺激すると運動が，後ろを刺激すると感覚が生起し，運動野や体性感覚野と体部位との対応関係が示されました．大脳皮質表面で「からだ」が規則的に配列していることがわかったのです．この事実から，脳の中にからだを再現している場所があり，それが「脳の中の小人（ホムンクルス）」と呼ばれるようになりました．このホムンクルスにおける各パーツの大きさは相当に違います．たとえば，手は大きく長く，顔もからだのバランスからして大きいし，顔の中でも舌は異常に大きい．このように，ペンフィールドのホムンクルスの特徴はからだの表面積と脳の対応部分の面積が対応していません．ですからとっても滑稽な人体モデルになっています．見た目のからだでなく，脳の中のからだは，筋肉の大きさやそれから発揮される力の量ではなく，どのくらい細かくコントロールできるのか，そして感受性が豊かなのかということに応じて，その部分が大きくなっているようです．

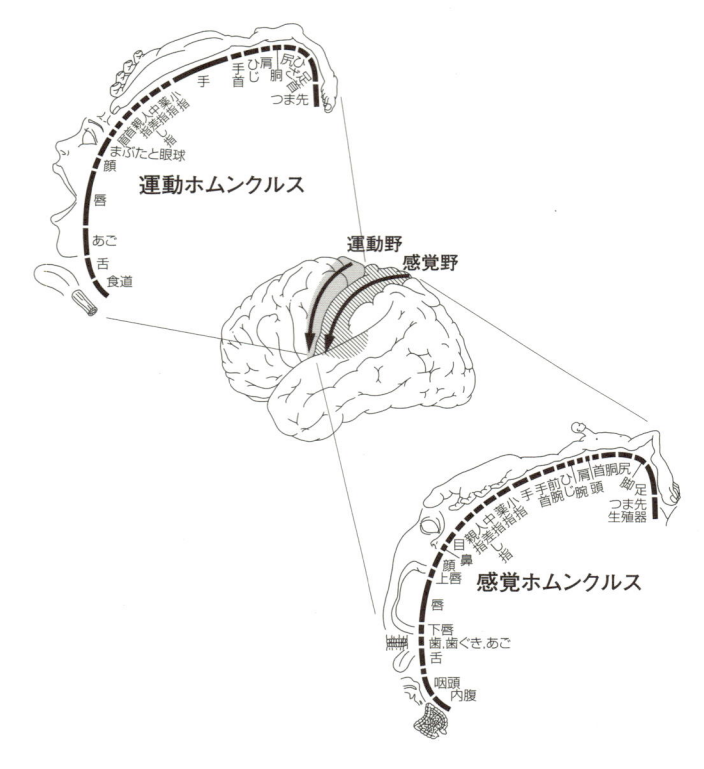

自分のからだを想像したり，他人のからだを想像したりすることを脳の表象機能と言います．たとえば優れたスポーツ選手が自分のからだと対話することができるのも，このホムンクルスのおかげかもしれません．また，ダイエットをして自分の理想の姿を脳の中で表象できるのも，脳の中に自分のからだがあるからです．

「脳を見る技術史」

「脳」を表す文字が最初に出た時期は紀元前1700年の外科書エドウィン・パルピスであったと考えられています．解剖図譜が最初に作られたのは紀元前300年頃，ヘレニズム期のアレクサンドリアと考えられています．古代では，脳を魂の住みかとする説明がされていました．第4脳室がその住みかではないかとも考えられていました．魂の存在が脳にあるのか，心臓にあるのか，その後，議論は続きました．デカルトが松果体こそ魂と外的な物質世界とが交流する場所であろうと書いたのも，魂の在りかということが人間にとってただごとではない問題だったからです．

最近になるまで，脳を見る方法は解剖しかありませんでした．一般的に有名なのが，レオナルド・

ダ・ヴィンチによる脳の解剖図譜です．彼は東ローマ帝国の医師であったアヴィケンナの図譜を基にして図譜化したと考えられています．頭部の矢状断，そして脳を取り去った頭がいを上から見た図で，上から見るという水平断の視点は，現在の画像診断と同じです．

ルネサンス期における最高の解剖学者と称されるのはヴェサリウスです．なぜ最高と言われるのかというとその理由は単純です．自分の手で解剖をしたからです．当時の解剖学教授は自分で解剖することはせず，弟子に解剖させるのが習わしでした．そして，当時最高の解剖書であったガレノスの教科書を確かめるだけにすぎませんでした．ですから，教科書通りでない構造が見つかったら，それは「見なかった」ことにし，その人体が異常であるというように考えるのが習わしでした．なんだか「臭いものにはフタをする」といった現代にも似ていますね．ところが，ヴェサリウスは自分でメスを執って解剖をしました．自分の目で確かめたいという志向であったのでしょう．このようにして，正確な解剖によって現代のコンピュータ画像診断の基礎を築いたのがヴェサリウスの脳の解剖図譜なのです．

科学の方向性は「見ること」はすなわち「知ること」であるという常識をつくりました．1970年初期にX線の技術を応用してCT（computed tomography）が開発されました．これは生きている脳の状態を見ることができる画期的なもので，診断技術の発展に相当に寄与しました．その原理は人体の一部をナイフで薄く切り，その切断面を眺めるという方法で，解剖学と何ら変わりがないのも事実です．その後，脳の画像化技術は陽電子断層撮影法（positron emission tomography：PET）に進歩しました．これは脳の代謝レベルを観察する方法ですが，脳内の神経活動が高まるとその部位で代謝量や血流量が増大することから，神経活動を間接的にとらえる方法として脚光を浴びました．その後，画像技術は，磁気共鳴断層撮影法（magnetic resonance imaging：MRI）へと進歩し，磁場の反応をとらえ画像化することから，X線などの電離放射線を使用しないため放射線被曝がないことが注目されました．また，CTに比べ，組織を構成する分子の違いを画像化できることから，細かい部分まで見ることができる利点をもっています．MRIはその後，画像診断に止まらず，思考や認知活動の際の脳活動を見る方法のfunctional MRIへと進歩しました．それまでの脳科学に調べたい部位の「活動をとめる」「刺激する」ことが主体であったため，動物を対象にしたものが多く，この脳イメージング装置の進歩によって人間を対象にして脳を科学することができることになり，脳科学が大変身近になりました．

しかしながら，CT，PET，MRIのような技術は脳の空間的な情報（脳のどこが損傷しているか，どこが活動しているか）のみしか教えてくれません．時間による変化を追うことがなかなかできないのです．その際，活躍するのが脳波（electroencephalography：EEG）です．EEGは頭皮から記録されるもので，深部を見ることはできませんが，電気信号を直接にとらえることができるので，画像技術が進歩しても今なお使う価値があります．現在ではさらに技術が進んでいます．その一つが脳磁図（magnetoencephalography：MEG）の開発です．MEGはEEGの電気現象を磁界変動としてとらえるもので，EEGに比べ空間分解能が優れているため脳内の各部位の活動をより限局的にとらえることができる利点をもっています．また，最近では赤外光を用いたスペクトロスコピー（NIRS：near-infrared spectroscopy）による光イメージング（functional NIRS）による大脳皮質のヘモグロビンの酸素化情報を測定する方法も開発されました．これは，運動を伴っても測定できるという利点をもっています．

このような技術革新は診断を向上させましたが，失ったこともあります．それは，「知ること」は「考えること」，そして「想像すること」という視点です．これは目に見えるものがすべてであり，それから逸脱した現象は例外としてとらえるという視点です．自分の頭で考えるという視点が欠けています．先の解剖の歴史にもよく似ています．

目の前で起こる現象は，目で見ているのではなく，脳で見ています．これは逆に先入観をつくってしまう場合もあります．記憶（教科書）に影響されるのです．アインシュタインは「知識よりも想像が大切である」と述べています．また，パスカルは「人間は考える葦である」と述べています．人間は思考することで想像力を生み出し，いつの時代も問題解決をしてきました．「科学する」ということは「思考する」ということです．技術革新が進んでもその視点は普遍的なものです．目に見える結果でなく，「意識」や「感情」といった目に見えない私自身の「心」を大事にしたいものですね．今，脳科学はそうした目に見えないものを対象にして，心理学や哲学を巻き込み，グローバルに人間を知ろうと展開しています．

脳は記憶の世界(2)
神経系の発生

　生物の歴史は約40億年前の「細菌」の発生に始まります．その後，6億年前に背骨をもった「脊椎動物」が現れます．この脊椎動物はホヤやナメクジウオと呼ばれるもので，眼点で光を感じるとそれを避けようと向きを変えることができます．脊椎をもつということは，同時に脊髄をもつことですから，その動きは中枢神経系の脊髄の発生による反射的な動きと言えます．

　ひとを含む哺乳類は，ヤツメウナギといった顎をもたない円口類，そして魚類，両生類，爬虫類を経て誕生しました．図1は脊椎動物の脳の進化を表わしたものです．それぞれ形も大きさも違います．大きさということではその種類の動物のからだの大きさ，つまり頭がい骨の大きさの違いも影響しているのですが，この図ではその形の違いに注目してください．生物は，餌をとったり子孫を増やすために細胞分裂（分化）を繰り返すことによって，膨大な量の細胞を生み出し，細胞をある設計図に従って組織することによって，脳を含むからだをつくり，進化してきました．図にみるような脊椎動物の脳の多様性は，それらの動物がどのような世界でどのように生きるかに応じて描かれたさまざまな設計図に応じて細胞が組織され，脳やからだがつくられてきた結果を表わしています．その一方で，脊椎動物の脳には多様性があるにもかかわらず，図に示したように共通した順序で配置されていることもわかります．これは，脊椎をもつすべての動物で，脳がつくられる仕組みは共通していることを表わしています．異なるのはどのように生きるかに応じて描かれる設計図だけなのです．脳をそれだけで眺めていてもわかりにくいのですが，脳が神経系という組織の発生の中でつくられてくることを想像すればわかりやすいでしょう．細胞が管（くだ）のような立体的な構造に分化，組織されていくことによって「神経系」が生まれます．脳はその長い筒状の組織の頭側の端っこがさらに分化，組織されていくことによってつくられます．図1で私たちは，神経系の端っこに起こった分化，組織化の結果を見ているわけです．

　図2は，神経系の端っこがふくらんで脳になっていく様子を示したものです．この図2で示した区画がさらに動物の種類ごとに分化，組織化を続け，図1にみるような多様な姿の脳がつくられてきたのです．

　図2は脊椎動物の脳の生まれ方に共通するところを表わしたものですが，図3は逆に，脳の膨らみの区画のそれぞれの大きさの違いが比較できるようにしたものです．大まかな区分としてそれぞれを「前脳」「中脳」「後脳」と呼びます．この図では魚，トカゲ，ひとを比較しました．魚では前脳よりも中脳と後脳が大きく，トカゲになるとこの大小関係が逆転し，ひとでは逆転したままです．ただし，トカゲとひとの前脳はその大きさと形の複雑さに大きな違いがあります．先に脳の分化，組織化にはその動物独自の設計図があると書きました．それは言い換えると，魚として生きることと，トカゲとして生

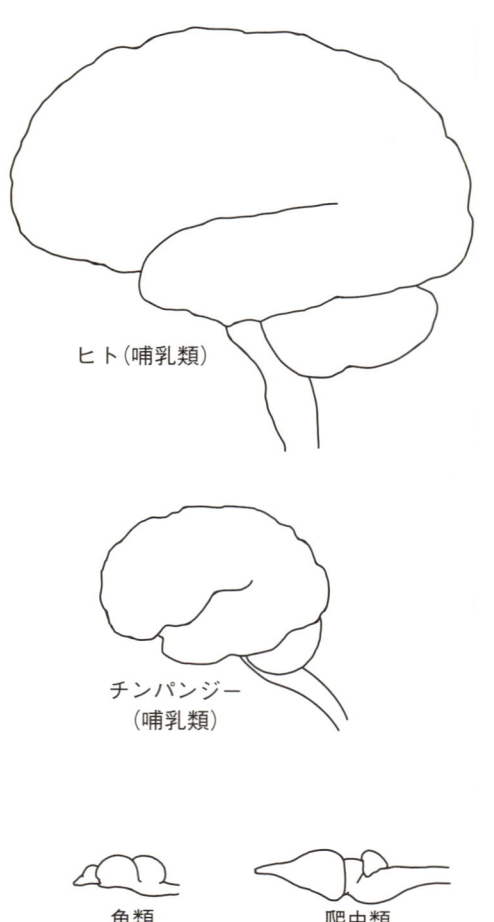

図1　脊椎動物の脳の形

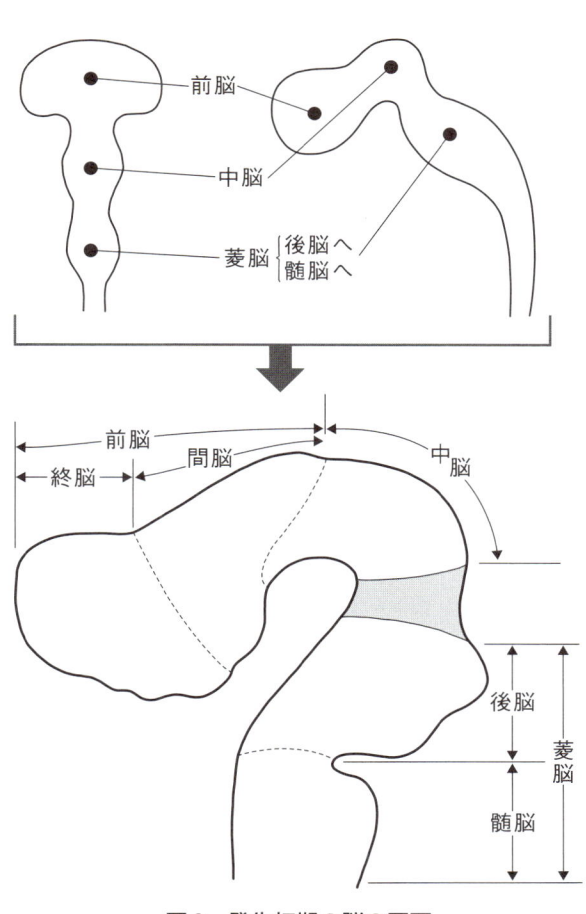

図2　発生初期の脳の区画

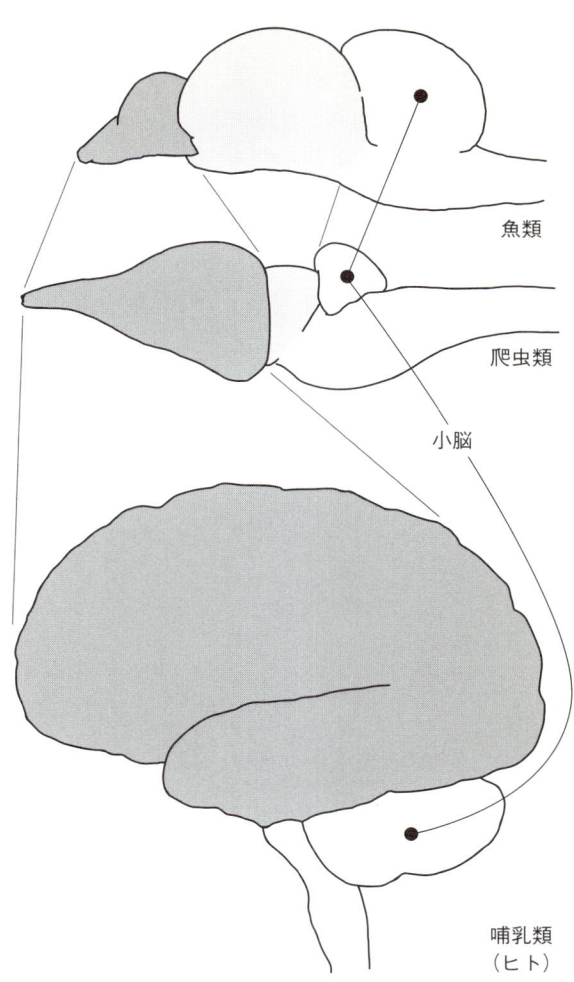

図3　前脳，中脳，後脳の大きさの比較

きることと，ひととして生きることはそれぞれ独自な違いがあるということです．中脳と後脳はからだの姿勢を保ったり，個体の維持や種族保存のための本能的な行動を調整している部分とされ，前脳は環境に対して自発的な判断や行動を調整している部分であるということが研究によってわかってきました．

　図4は，図2（共通項）と図3（多様性）の両方を踏まえて，特にひとの脳の構造に着目したものです．これはアメリカの脳神経生理学者ポール・D・マクリーンによるもので，彼はひとの脳が神経系の末端から生まれてくる過程で，前脳は爬虫類，中脳は前期哺乳類，後脳はさらに進化の進んだ哺乳類から分化，組織化の設計図を引き継いできたと述べています．これはあくまでも喩え（たとえ）ではありますが，ひとの脳の中には爬虫類，さまざまな進化の段階に生きる哺乳類が生きていて相互にやりとりをしており，これら進化の道を歩いてきたさまざまな動物たちの相互作用による情報の創造は，単に1＋1＋1の単純な総和である3よりもはるかに大きい，

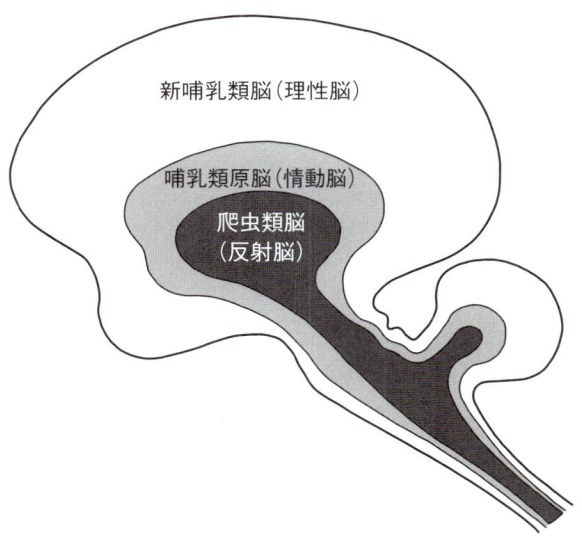

図4　マクリーンによる「三位一体脳モデル」
（ポール・D・マクリーン（法橋　登　編訳・解説）『三つの脳の進化〜反射脳・情動脳・理性脳と「人間らしさ」の起源』，工作舎，1994年）
注：「三位一体（トリニティ）」とはキリスト教の教義からきた言葉で，「神」とは「父（自然）」「子（キリスト）」「精霊（教会，教義の守護者）」の3つが結びつき合って一つの実体をつくるとされています．マクリーンはその意味合いを自分のモデルの表現に使っているのです．

つまりまったく新しい価値をもった意味を生み出していると述べています．図にあるようにそれぞれ「反射脳」「情動脳」「理性脳」という表現がされていますが，ひとという生き物の複雑なありかたをうまく想像させてくれます．これが「三位一体脳モデル」と呼ばれる仮説で，1968年に発表された少し古いものですが，「進化」という視点から脳をとらえる際の最も基本的なイメージとして今もたいへん役に立ちます．ですからこの本でも「爬虫類脳」とか「哺乳類脳」，あるいは「反射脳」「情動脳」「理性脳」といった言葉はちょくちょく使っていきます．

それではこれからイラストごとに脳のさまざまな部分を見ていきましょう．

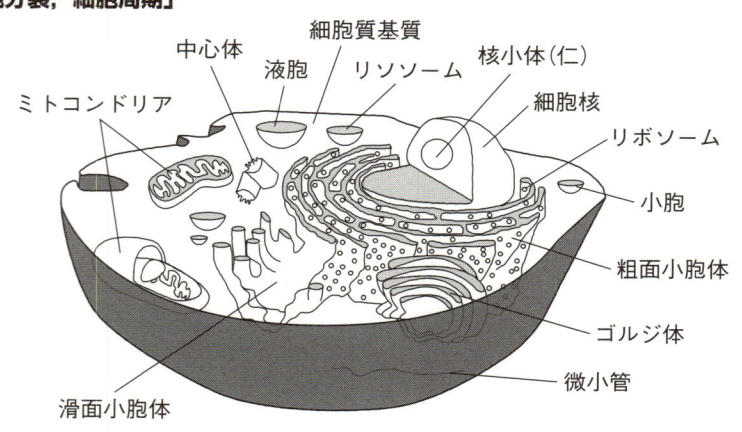

「細胞の生活（1）細胞，細胞分裂，細胞周期」

　細胞は生物の最も基本的な構成単位です．細胞は形質膜によって自己と外界を区分しています．細胞は細胞膜，染色体，リボソーム，細胞質（原形質）といった共通の構成要素からなりますが，細菌を構成する原核細胞と違って，細菌以外の真核細胞は細胞核（核）をもちます．この細胞は，機能単位を獲得するために集合して組織をつくります．会社の部みたいなものです．組織は動物では上皮組織，結合組織，筋組織，神経組織の4つに分けられています．その組織が数種類集合して今度は器官（会社のようなもの）となり，それに応じて複雑な機能が発現されるのです．植物の器官は，葉や花を指しますが，動物では臓器となります．同じような機能をもった器官や全体として一連の機能を担う器官を器官系としてまとめる場合があります．大銀行と小銀行や親会社と子会社といったところでしょうか．たとえば脳を親会社，脊髄を子会社とし，それらを合わせて中枢神経系と呼んだりします．

　細胞は分裂することで増えていきます．この1つの細胞が2個以上の娘細胞に増える現象を細胞分裂と呼びます．1つの細胞が独立して生きていく単細胞生物や，同じような細胞が集まってコロニーや群体を形成して一緒に生きていく多細胞生物まで，生物には多様性があります．動物は運動能力と感覚をもつ多細胞生物です．ひとでは細胞の数は50兆を超え，種類も200種もあります．さまざまな細胞が協力して巨大な生命共同体をつくっているのです．

　単細胞生物では細胞分裂が個体の増殖そのものですが，多細胞生物では細胞分裂によって細胞数を増やすことで個体を形成しています．細胞分裂した娘細胞は，今度は母細胞となって分裂します．この細胞分裂で生じた娘細胞が，再び母細胞となって細胞分裂を行い，新しい娘細胞になるまでの過程を細胞周期と呼びます．ひとで言えば娘が母親となり，娘を生むといったものですが，分裂ですので，また娘に戻るのが少し違っているでしょうか．その周期は有糸分裂（真核細胞の分裂）の場合，ほとんどの細胞で約1時間程度です．こうして細胞の増殖を考えてみると生産物とその生産者には違いがないということです．

「細胞の生活（2）神経細胞と神経膠細胞」
　神経系を構成するのは神経細胞（ニューロン）と神経膠細胞（グリア）の2種類の細胞です．どちらも神経幹細胞からできています．神経細胞体は他の細胞の構成とあまり変わりません．違いと言えば，細くて長い神経線維をもっていることです．神経線維には樹状突起と軸索の2種類があり，ほかの神経細胞と交信しています．軸索の終末（神経終末）がシナプスを介して，他の神経細胞や筋細胞へ信号を伝えています．軸索が神経細胞1つに1本存在するのに対して，樹状突起は複数存在し，その表面の棘（とげ）には他の神経細胞の神経終末が多数ここで終わり，シナプスを形成しています．動物では筋肉を収縮させ運動する運動神経細胞，皮膚などの感覚を伝える感覚神経細胞があります．運動神経細胞の半数以上は手足の筋肉に軸索を伸ばした後，結合することなく死んでしまいます．また，シナプス結合した後も，そこから栄養を受けないと死んでしまいます．選び取られた神経細胞のみが結合していくのです．
　脳にある神経細胞の数は約1000億個と言われていますが，神経系全体を見るとまだまだ未知です．神経細胞はゴルジ型細胞やプルキンエ細胞などといったようにその細胞を発見した学者の名前が付けられたものや，その形からアクアマリン細胞と呼ばれるものがあります．神経細胞を星に喩えるとなんだか宇宙と同じですね．
　神経細胞体が存在しているのは，脳の灰白質と呼ばれる場所です．肉眼で灰色に見えることからこのような名前が付きました．これに対し，神経細胞体がなく神経線維ばかりの部位は白色に見えることから白質と呼んでいます．
　筋肉を収縮したり，感覚を伝達したり，それによって記憶したりできるのもこの神経細胞のおかげです．一方，神経膠細胞は神経細胞を支持する働きをします．神経細胞と神経細胞の間を埋め，保護・栄養・電気的絶縁に働きます．縁の下の力持ちといったところですが，実に脳の細胞のうち約90％近くが神経膠細胞です．中枢神経系では星状膠細胞，希突起膠細胞，上衣細胞，小膠細胞があります．小膠細胞は老廃物を取り込んで分解処理する働きももっています．
　なお，最近の再生医学で注目されている神経幹細胞は，これら神経細胞や神経膠細胞へ分化する細胞を供給する能力をもつ幹細胞のことです．

「サルの脳からひとの脳」
　180万年前，哺乳類の一部が霊長類に進化しました．霊長類のオランウータンは木の上で生活し，チンパンジーとゴリラは地上で生活するようになりました．これにより，自分の体重を感じながら，歩くという生活行動になることで，新皮質の連合野が拡大するようになりました．一方，地上を二足で歩くようになったのが，人類の祖先と言われるラマピテクスです．ラマピテクスは1400万年前に現れ，草や実を食べるために手を使ったと言われています．その後，アウストラロピテクスが約350万年前に現れ，獲物を狩猟するために空間認知を司る頭頂連合野が発達していきました．脳の容積は約400mℓでした．約200万年前にはホモ・ハビリスが出現し，直立歩行に加えて石器を使い始めます．発掘された頭がい骨を調べることによって，脳の容積は約600mℓで前頭連合野のふくらみも認められています．道具を操作するための表象機能が進んだのだと考えられます．80万年前には北京原人やジャワ原人が現れます．脳の容積は1000mℓ程度で道具を使いこなし，洞窟という住みかをつくり，動物の毛皮を衣類としています．存在するものを別の用途に使用する創造力がつくられています．また，火を使いこなし調理している証拠もあることから，仲間とのコミュニケーションが進み，原始的な言語中枢があったのではないかと考えられています．ホモ・サピエンスの亜種であるネアンデルタール人は10～3万年前に現れています．脳の容積は1400mℓで現代人と大差はありません．舌下神経が太いことが明らかにされていることから，言葉（音のサイン）を発することが可能であったことが推察されています．また，死者を葬る習慣もあったことから，情動的な心をもっていたことも考えられています．現代人の祖先は，ホモ・サピエンスであるクロマニョン人です．約4万年前に現れ，狩猟や採集の豊かさを望む洞窟壁画や祭り，出産を願う宗教的な象徴のための歌，音楽，舞踊も発達していました．仲間との共同生活のために，言語を使い，他者を思いやるための前頭連合野が相当に膨らみ現代人の脳の基礎をつくったと考えられます．
　このように，その時々の生活に合わせて長い年月をかけて脳は進化してきました．だから，今ある現代人の脳が未来にこの形で存在しているとは言い切れません．もし現代人の世界観がひととひととのコミュニケーションをあまり必要としないと考えるのであれば，いずれ脳も進化（退化？）するかもしれません．

「"脳は何で動いているか"の生理学」

テレビなどで音読したり，会話をしたりしている時に「脳が活動している」映像をよく見ますが，そもそも脳が活動するとはどのようなことなのでしょう．たとえば，何かを見ると，視覚を司る場所が働きます．この脳における情報処理活動は，数ミリセカンドという速さで起きる電気・化学的信号によって行われています．これは与えられた刺激が電気的な信号として感覚器官から神経細胞に伝えられます．神経線維である樹状突起がこれを受け取り，樹状突起はこれを細胞体から軸索へ伝えます．軸索の末端はシナプス（ギリシア語で接合を意味します）と呼ばれ

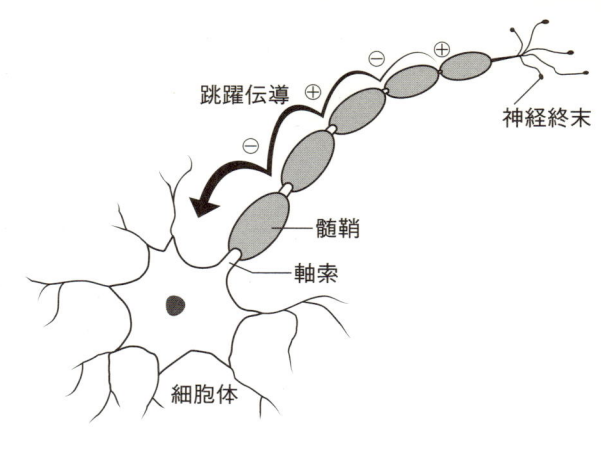

ますが，このシナプスで電気的信号を化学的信号（神経伝達物質）に変え，別の神経細胞へ情報を伝えています．軸索は電線，細胞体は電柱のようなものです．1つの神経細胞は，実に1000～10000個ほどの接点をもっています．

電気的信号は，浮動性の粒子であるイオンが動くと起こります．イオンはプラスかマイナスに帯電しているため電流を起こします．通常，神経細胞は，帯電したイオンを細胞膜の内外に隔離し，静止膜電位を維持しています．そこに細胞膜を通してイオンが入ってくると，維持していた静止膜電位のバランスを破り，そのために活動電位が生まれるのです．活動電位は刺激に応じて細胞膜に沿って流れる微弱な電位変化のことです．活動電位は髄鞘をもつ神経線維（有髄線維）では跳躍伝導を行い，別の神経細胞に伝達されます．この電気的信号にはシナプスを興奮させる役割をもつものと，逆に抑制させる役割をもつものの2種類があることがわかっています．

シナプスを介して情報が伝達されます．シナプス同士がある特定の結合をつくって神経細胞の回路をつくることが脳の情報処理の基本原理です．しかし，神経細胞同士の間にはわずかな隙間があります．これをシナプス間隙と言います．かつて神経線維を染色法によって発見し，共にノーベル賞を受賞したイタリアの神経学者のゴルジとスペインの組織学者カハールは，この間隙の解釈で意見が分かれました．ゴルジは突起がつながっていると言ったのに対して，カハールはつながっていないと言ったのです．現在では，シナプス間隙があることが発見され，カハールに軍配が上がりました．さて，この間隙のために，電気的信号はここを飛び越えることはできません．そこで前シナプス終末に電気的信号が到達すると，シナプスの末端にあるシナプス小胞に貯蔵されている化学的物質（神経伝達物質）がシナプス間隙に放出されます．信号を伝える方の細胞をシナプス前細胞，伝えられる方の細胞をシナプス後細胞と呼びます．受け手側の神経細胞のレセプター（受容体）に結合した化学的物質はレセプターの口が開くことでイオンが出入りし，それによって神経細胞の内と外で電位差が生じることで，再度電気的信号に変えられ，他の神経細胞に向けて伝わっていきます．運動神経細胞と筋線維との間にもシナプスは存在しています．これによって，筋肉の収縮が起こります．

神経伝達物質には興奮性のグルタミン酸や抑制性のGABA（γ-アミノ酪酸）があります．その他にもセロトニン，ドーパミン，アドレナリン，ノルアドレナリン，アセチルコリンなどがあり，これらの伝達物質の異常によってパーキンソン病やアルツハイマー病，統合失調症などの脳の病気が起こると考えられています．神経伝達物質に関する研究は，神経変性疾患に対する薬物治療に直

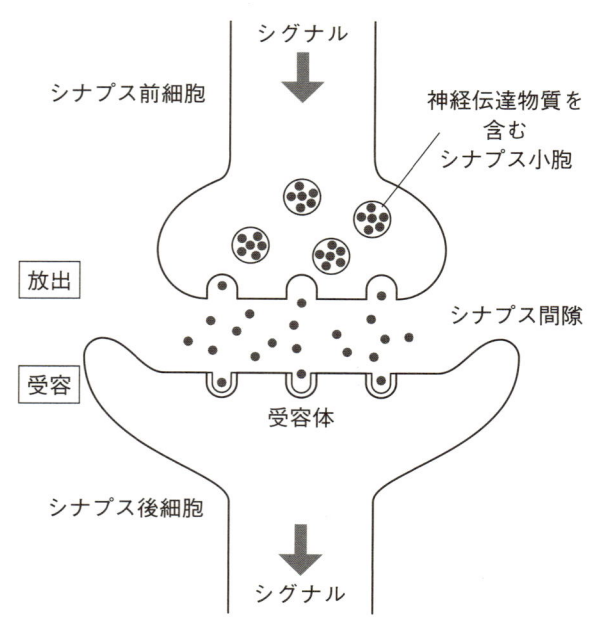

接的に寄与しています．

　損傷後の脳に「再生能力がある」とか，学習によっていかようにも変化するといった「可塑性がある」といった表現は，神経細胞の新生と共に，神経細胞同士による神経回路網形成・維持・可塑的変化を指します．実は最近まで大人の脳は再生しないと考えられていました．先にふれたカハールがそう主張したからです．しかし，1965年にラットの脳の海馬で神経細胞が新生することがわかりました．現在では神経幹細胞が分裂することによって新しい神経細胞がつくられるという証拠があります．一方，神経細胞から伸びた軸索突起がその標的となる細胞へ到達することで，新たな神経回路網が構築されます．神経細胞がどの方向に軸索を伸ばすかを決めるのは，神経細胞自身の内的因子，血管などの構造物の誘導，道標細胞の存在や，神経栄養因子による誘導などが考えられています．なんだか，社会のシステムみたいでしょう．自分自身の方向性，それに加えて道標や栄養因子としての両親や先生，先輩や友達の誘導など，脳の中もそのようなシステムで動いているのです．こうしたシナプスの「可塑性」である脳内の神経線維の連結は，学習と記憶の原理であると考えられています．

「ニューラルネットワーク」

　人間の大脳には140億とも言われる神経細胞が互いにつながり，巨大なシステムを構成しています．このような神経細胞の回路を神経回路網（ニューラルネットワーク）と呼んでいます．現在では狭義のニューラルネットワークとは，脳機能にみられるいくつかの特性を計算機上のシミュレーションによって表現することを目指した数学モデルのことを指しています．ですから生物学や神経生理学との区別のため人工ニューラルネットワークとも呼ばれることもあります．こうした学問は計算論的神経科学と呼ばれ，脳を情報処理機械に見立ててその機能を調べるという脳研究の一分野です．ニューラルネットワークはシナプスの結合によりネットワークを形成した人工ニューロンが，学習によってシナプスの結合強度を変化させ問題解決能力をもつようなモデル全般を指しています．類似した用語としては，コンピュータに人間と同様の知能を実現させようという試みである人工知能があります．ニューラルネットワークでは，教師信号（正解）の入力によって問題に最適化されていく教師あり学習と教師信号を必要としない教師なし学習が分けて考えられています．これは人間の脳で言えば小脳や大脳皮質を対象にしています．

　もともとは記憶学習の脳機能を説明するためのシナプス伝導効率を人工的に分析したものであり，その簡単な応用例としては連想記憶があります．たとえば，ある文字の1字を省いてもそれを連想し，認識を生み出すといったものです．これは人間の脳の神経回路網のおかげなのですが，コンピュータシミュレーションで盛んに研究が試みられています．検索エンジンで文字の一部を打ち込むと，いろんな単語が次々と出てくるのもその応用の1つです．これは記憶を基にした予測機構です．

　一方，予測を越えた現象が出現することを創発と呼びます．これは部分の性質の単純な総和にとどまらない性質が全体として現れることです．局所的な複数の相互作用が複雑に組織化することで個別の要素のふるまいからは予測できないようなシステムが構成されることを意味しています．いずれにしても，言語や学習の領域で注目されている研究分野です．

脳は記憶の世界（3）
脳幹

「前脳」「中脳」「後脳」で最古の部分が「後脳」です．後脳は脳幹の大部分を構成します．次に古く発生したのが中脳で，それは脳幹の最上端を構成します．最後に発生するのが前脳です．前脳は間脳と終脳にさらに分化し大脳皮質を構成します．先に述べましたポール・D・マクリーンは，この脳幹がその形から爬虫類の脳に相当す

■脳幹の全景
神経管が前へ前へと分化・組織化されていってできあがった脳は，その一番先端が前脳，続いて中脳，後脳という大きなブロックをつくっています．ここでは脳幹の全景を見ていますが，先端方向へ分化・組織化されていった神経管のうち，「脳」という部分の根本に当たる部分を見ていることになります．この部分の下には脊髄が伸びて首から下の身体全体につながり，またこの部分の上には（図のアミ部分の断面を介して）大脳皮質（分化・組織化の終わる先端部分という意味で「終脳」と呼ばれることもあります）が脳幹に覆いかぶさるように広がっています．薄く印刷されている部分は脳幹に連続している大脳基底核です．真下から脳幹を見ると，終脳（大脳皮質）に包み込まれているように見えます．

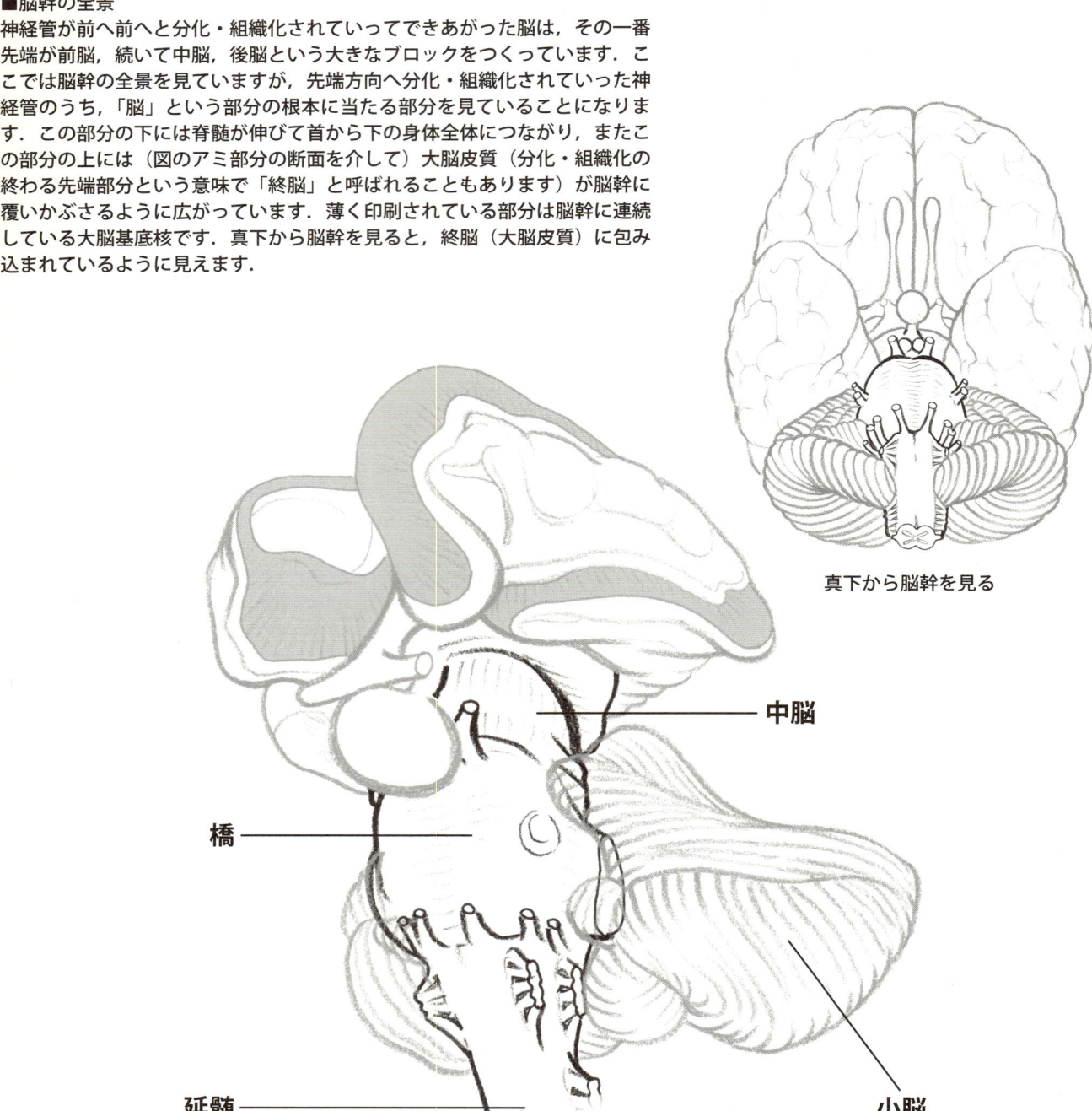

真下から脳幹を見る

中脳
橋
延髄
小脳

ると考えています．反射脳に属する脳幹は，生物の歴史において5億年以上かかり進化した脳の最古かつ最深の部分です．生存のための呼吸や心拍の調整や反射を司り，脊髄と併せて原脳（脊髄・脳幹系）と呼ばれています．生まれて間もなくして，母親のお乳を欲しがったりするのもこの爬虫類脳の機能です．

脳幹は大きく延髄，橋，中脳で構成され，それぞれ多数の核を備え情報の中継核の役割をしています．脳幹の中央にある網様体は絶え間なく送られてくる情報を受け取り，大脳皮質に伝えます．

延髄は脊髄のすぐ上で，呼吸，心拍，消化に関わる働きをします．橋では隣の小脳と協調して目とからだの運動を調整しています．橋の上には網様体と呼ばれる場所があり，覚醒や睡眠に関わっています．ここに障害を受けると意識障害となります．中脳は原始的な運動を調整する役割をもつのと同時に，光や音に反射的に反応させる場所です．

ひとが動物として存在しているのは，その脳の基本が脳幹（爬虫類の脳）にあるからです．脳幹は原始的な反射や，えさをとったり，交尾するといった本能的な行動を反射的に司っています．脳幹は系統発生におけるひとの記憶の根本であり，個体維持と種族保存行動に結びつく動物種に固有の定型的な行動を司る機能をもっています．爬虫類脳という種も，そして自分自身の保存欲求を担うその脳幹の役割も，進化の過程（環境との相互作用）で淘汰されないままに残り，今もなお現在のひとの脳の内底に存在し，ひとの生命維持を求める機能をも担っているのです．

しかし，それだけはひとの豊かさにはつながりません．魚類，両生類，爬虫類までは，脊髄と脳幹だけで歩くこと，走ること，餌を食べることができますが，これらの行動は機械的でロボットのようなものなのです．

「胎児の脳の発生」

卵子が受精して3週間ほどで長さ2ミリほどの神経管が発生します．受精後4週には脊髄で神経細胞が分化し始めます．受精後5週では神経細胞は脳幹と脊髄だけ出現します．ちょうど魚類の脳と一緒です．受精後8週には大人の親指ぐらいの胎児の大きさですが，主要なからだの部位や器官は，手の指から足の指まで出現しています．こうしたからだを使って体性感覚をつくっていきます．この時の脳は後脳，小脳，中脳，前脳にすでに分化しています．この段階での前脳の大脳半球の割合は10～15％にすぎません．ちなみに成人では脳質量の90％を大脳が占めます．受精後10週では子宮内で胎児は活発に動き始めます．両脚の交互運動（自動歩行）も認められています．受精後13週では脳幹の神経細胞の形成が完了します．一方，大脳皮質はさらに細胞分裂を繰り返し，盛んに新たな神経細胞が生み出されています．受精後16週では脳の全体構造が現れ，17週では神経細胞の産出もほぼ完了に近づき，大脳皮質の神経細胞も140億個に増え，その後，出産4～8週間前まで増え続けます（300億個がピーク）．しかし，出産前の段階ですでに神経細胞は減り始めます（誕生時は140億個）．受精後22週の時点で爬虫類脳としての脳幹は神経回路も含め完成形となり，生存は可能となります．受精後26週では大脳表面に溝がみられ始め，音や光に対する反射も出現します．受精後30週では脳の各領域を結ぶ軸索の髄鞘化が始まり，身長は45センチに達します．受精後32週から36週では，四肢の運動と姿勢の関係の調整がみられ始め，より周期性のみられる運動が発現するようになります．大脳，脳幹，脊髄の軸索には髄鞘化が進み，顔の表情も生み出され，筋肉の巧みな収縮を引き起こすことも可能になります．受精後37週では，大脳皮質のいわゆるしわも増え，大脳内部の髄鞘化も始まります．この段階で胎動は一次的な抑制がかかり，いよいよ出産を待ちます．

このように子宮内において，脳の発生，発達に伴い，すでに運動行動の発現，そして，その筋収縮の抑制も加えた運動が組織され始めているのです．もちろん，同時に五感も発達させています．子宮内は脳とからだの発達のためには，保護された空間であり，胎児の発育のために必要な生活空間なのです．現代の科学を用いれば，胎動は反射でなく，自らが周囲に語りかけていると考えられています．生物（動物種）には発生学的に元来自発的に動く性質があり，胎動はその生物としての原型です．身体的な自分自身の生成は，胎児期からすでに始まっているのです．感じる対象としてのからだがそこにあり，それを感じる主体である脳があるのです．

脳は記憶の世界(4)
大脳基底核

　鳥類と哺乳類では脳の進化の仕方が違っています．鳥類の脳容量の増加は，爬虫類の脳の構造を基本的に維持しながら進行しました．そのため，鳥類は大脳新皮質をつくらずに大脳半球が拡大していきました．一方，哺乳類の脳容量の増加は，大脳新皮質の発達によるものです．鳥類には白質と灰白質の区別がないように，その大脳には哺乳類にみられる皮質構造がほとんど存在しません．一方，進化的に保存されてきたと考えられる構造も存在しています．それが大脳基底核です．ニワトリが強化学習を行えるのもその機能ではないかと考えられています．

　大脳基底核は脳幹とともに爬虫類脳を構成しています．爬虫類脳が主体の動物は，原始的な報酬による強化学習に基づいたステレオタイプな（型にはまった）行動を示します．この行動は動物における個体維持と種族保存に基本的なものです．巣作りやなわばり巡回の基本的原理もこの種の行動です．反復，模倣，すり込みなどもその種で，爬虫類でもみられます．魚類や爬虫類では，

■大脳基底核
脳幹から終脳部分（大脳皮質）へとつながっていくちょうど要（かなめ）の始まりに当たる部分には，神経組織がいくつかの「神経核」へと分化した部分が集まっています．「神経核」とは神経の細胞体が塊をつくり，脳の特定の機能を専門に担うようになったものを指します．

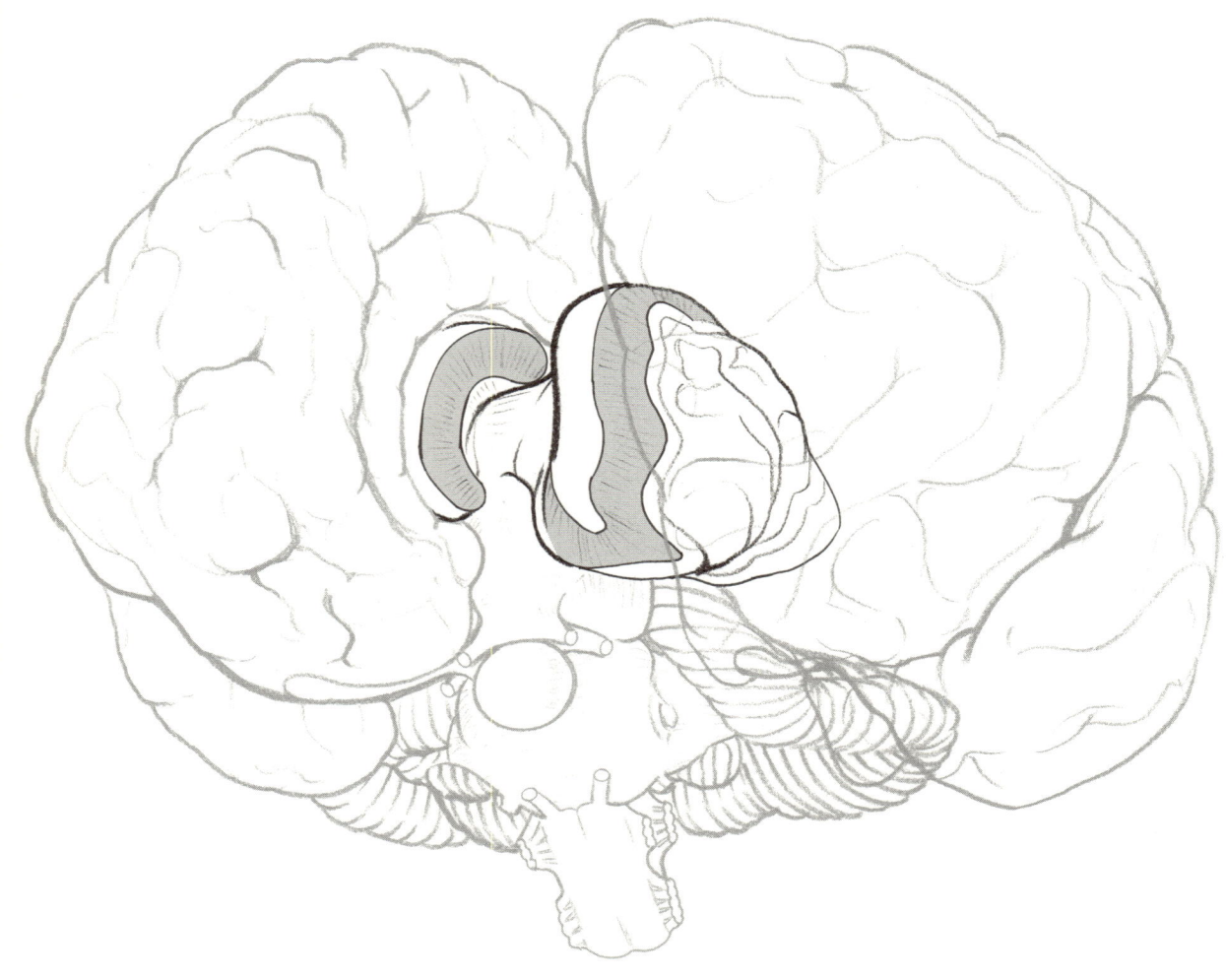

大脳基底核が最高の運動機能の統合部位で大脳新皮質は未発達です．したがって，その運動の特性は多様性がなく，柔軟性に極めて乏しいのです．その一方，そうしたステレオタイプな行動の反復を子孫に伝えてきた脳の場所でもあります．

大脳基底核は大脳の底部に位置することからこのように名づけられました．内包によって間脳から隔てられています．内包は運動神経線維が通る場所で，ここが機能しないと運動が麻痺したりします．高等霊長類では，大脳基底核を大別すると，線条体，淡蒼球，黒質，視床下核の4つの神経核からなり，さらに，線条体は尾状核と被殻に，淡蒼球は外節と内節に，黒質は緻密部と網様部に分類されます．淡蒼球と被殻を合わせてレンズ核と言ったりします．ひとの大脳では灰白質の4分の3を大脳基底核が占めます．なかでも線条体は，大脳新皮質からの線維を広範に受け，中脳の黒質や間脳の視床の一部からも入力を受けており，ちょうど列車の連結部の役割をしているような感じです．

近年，大脳基底核が大脳新皮質と協力して，複雑な運動の学習・制御に重要な役割を担っていることに研究者は注目しています．とりわけ，大脳基底核は脳の中にある内的な情報（記憶）に基づいた運動を生み出しているのではないかと考えられています．さらに，大脳基底核に豊富に存在するドーパミン神経細胞が，予測した報酬と実際に獲得できた報酬の差を表すのではないかといったように，より認知的な活動への関与も示唆されています．これらは，爬虫類脳では基底核は運動中枢の中心であったものが，進化の過程で哺乳類が環境に適応していくために，運動中枢は大脳新皮質に変わり，残った大脳基底核が大脳新皮質との機能連結を進め，新皮質を補佐するようになったのではないかと考えられています．

「基底核の中のネットワーク」

入力部と出力部を結ぶ大脳基底核内の経路は，2つに大別できます．1つは線条体から淡蒼球内節，黒質網様部へ至る直接経路，もう1つが線条体から淡蒼球外節，視床下核を経由して淡蒼球内節，黒質網様体へ至る間接経路です．黒質にはドーパミン作動性のニューロンが集積しており，線条体へ軸索を伸ばしています．パーキンソン病ではこの投射に障害が起こっています．ドーパミンは意欲の神経伝達物質ですので，それによってパーキンソン病では動きが減少します．

大脳基底核の神経回路は神経伝達物質ではGABAによる抑制性伝達が中心となっています．このように神経回路からみた大脳基底核の特徴は，出力が抑制性であることです．淡蒼球内節と黒質網様体の神経細胞は，投射先の活動を常時抑制しています．それらの発射頻度が極めて高いからです．車で言うと常にブレーキをかけている状態です．出力する部分の神経細胞がさらに興奮するとブレーキを強めます（抑制強化）．弱まるとブレーキを一次的に弱めます（脱抑制）．このように大脳基底核は興奮状態を微妙な加減で調整する働きをもっています．アクセルとしての大脳皮質と連絡し合って，大脳基底核がブレーキをはずして運動を実行したり，ブレーキをかけて不必要な運動を抑えるのです．大脳基底核が破綻してしまいブレーキをかけすぎると，パーキンソン病で特有の無動症といって運動が極端に減少したり，ブレーキをかけることができないと，不必要な運動が暴走したりするハンチントン舞踏病で特有の不随意運動が出現します．大脳基底核の中では複数の核がバランス良く機能しています．

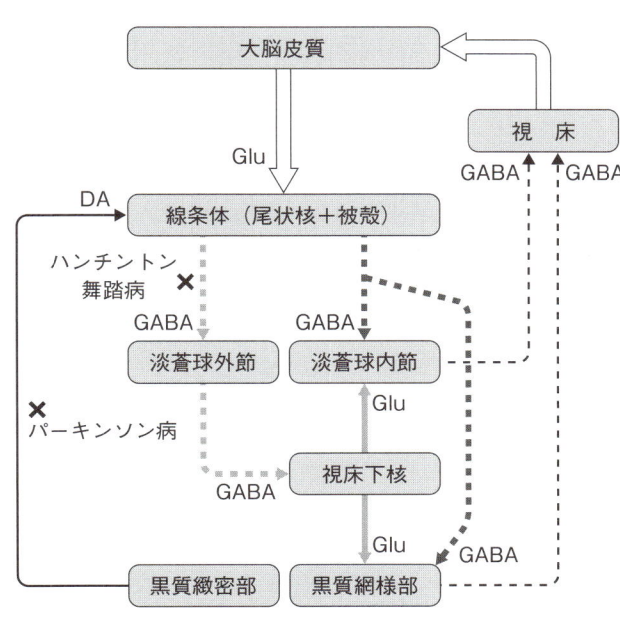

脳は記憶の世界 (5)
左右半球の誕生

　近年の脳科学研究により，脳の左右差は魚類からひとまで広くみられることが明らかになりました．大脳新皮質以外の部位でも機能的な左右差が示されています．このように脳の非対称性は，新哺乳類脳に固有の特徴ではなく，現在では動物の神経系に広くみられるものと考えられています．たとえば魚類，両生類，鳥類などでは特定の行動に対して片側の脳を優先的に使うことが示されています．ここでは，大脳と小脳の「左右半球の誕生」について学んでいきたいと思います．

　神経管の前脳は終脳と間脳に分かれた後に，左右方向に膨らみ，それらは2つに分離され，左右の大脳半球になります．これらの左右の半球は，それぞれからだの反対側の責任者で，左脳は右手の運動の指令や，感覚情報を受け取っています．というのは，大脳から筋肉に向かう神経線維の約8割が延髄で交差するからです．だから，左脳がダメージを受けると右半身が，右脳の場合は左半身に障害が現れるのです．

　哺乳類のなかでも霊長類の脳の特徴は，相対的にサイズが大きく，大なり小なり左右半球の側性化が進んでいるということです．約100〜400万年前，言葉が左半球，空間の認識や芸術が右半球というように側性化が起こったのではないかと考えられています．そして現在では左脳人間は論理に長け，右脳人間は感性に優れているとよく言われています．

　このように大脳の2つの半球は，それぞれ違った仕事をするように専門化していますが，それは絶対的なものでもなく，お互いに交流し続けています．2つの大脳半球をつなげているのが，交連線維です．交連線維によって，お互いに情報を交換することで，左右のからだが協調的に働くことができます．交連線維は大脳皮質の発達とともに，密に連結し合います．脳梁，前交連，海馬交連などがあり，最初に形成されるのが前交連です．前交連と海馬交連は系統発生学的に古い連絡をする通路で，神経束は小さく，古い脳である大脳辺縁系を結びます．一方，大脳新皮質を連結するのが脳梁で，系統発生学的には新しく，ひとの交連線維では最大で，生後6歳までに形成される発達の遅い神経線維です．脳梁は，側脳室の背側壁に位置し，交連の中ではほとんどの情報の交換を担っている通路です．ひとの場合，実に2〜3億ほどの神経線維からなり，新皮質の左右半球を結びます．

　てんかんには脳梁を通って信号が激しく行き来することによって混乱が生じる病型があることから，脳梁の一部を切断する手術（脳梁離断術）が施されることがあります．そうすると左右のからだの協調性を失ったりすることがあり，最近ではこの手術は少なくなっています．

　小脳は中央部の虫部とその左右に広がる半球からなります．小脳は後脳の菱脳から発生しますが，正中部からは小脳虫部が，外側部からは左右の小脳半球が形成されます．ひとの小脳は約130gで女性のこぶしほどで，すぐ下の橋に覆い被さるように配置し，中脳，橋，延髄と連結をもちます．第4脳室で橋との境界をつくります．

　小脳を系統発生学的にみてみると，前葉，後葉，片葉小節葉の3つに分けられます．片葉小節葉はその中でも最も古く（原始小脳と呼ばれる），前庭系と特に強い結びつきがあります．前葉も系統発生学的に古く（古小脳と呼ばれる），脊髄小脳路，オリーブ小脳路，網様体小脳路などから神経線維を受けます．後葉は系統発生的に最も新しく，新小脳と呼ばれます．後葉のうち半球部は虫部より新しく，視床，橋核，オリーブ核などを介して大脳半球の新皮質と連絡します．

　小脳は全身の筋肉運動と筋緊張の調整を司るところで，平衡感覚と全身の筋や腱，関節などからの感覚がここに達します．系統発生学的には，虫部は下等動物で，半球は新しい高等動物で発達しています．鳥類以前ですでにある虫部と片葉を古小脳と呼びます．運動が細かくて機敏な動物は，小脳が発達しています．なかでも空中を飛ぶ鳥類では，その運動の特性からよく発達しています．一方，両生類では魚類よりも小さく，進化の過程（棲む環境）で生命維持のための運動調節の必要性が少なくなったことが考えられます．ひとの虫部は特に平衡機能を司り，運動では頸（くび）や体幹（胴体）といったからだの軸となる部分の運動を担っています．

　新小脳は哺乳類になってはじめて現れる部分です．半球は大脳と同じように左右の手足の運動を制御します．しかし，大脳と違って右手の運動は右の小脳半球が制御しています．大脳皮質からの情報が橋を経由して入り，逆に半球からの情報が視床を経由して大脳皮質の運動野に向かいます．この部位の障害は四肢の運動の失調を引き起こします．

　最近では，平衡機能のみならず，運動や認知学習，さ

らには情動のコントロールのために必要な場所として考えられています．小脳は記憶した情報を大脳の代わりに蓄えていく場所としても知られています．

小脳と大脳新皮質はお互いに情報を行き来させています．これは哺乳類の進化の過程で，古い構造である小脳が新しい構造の大脳の役目を引き受けるために，長い年月をかけてリフォームしたと考えればよいでしょう．このように，小脳は外界が変化することに対応しており，その小脳が古い神経系である脳幹や脊髄をコントロールし，状況に合わせて最も適切な行動をとるように調整します．小脳はひとで大きく発達しています．それは直立歩行の影響だけでなく，種の保存のために，認知や情動を大脳新皮質と共同でコントロールしてきた人類進化の歴史によるものでしょう．

■ 11ページで紹介した「図2　発生初期の脳の区画化」の趣旨をこのイラストと並べてみると，進化の上で終脳部分の最後の大規模な分化・組織化は左右への半球化（側性化）だったことがわかります．左右半球はアミ部分でつながっています．

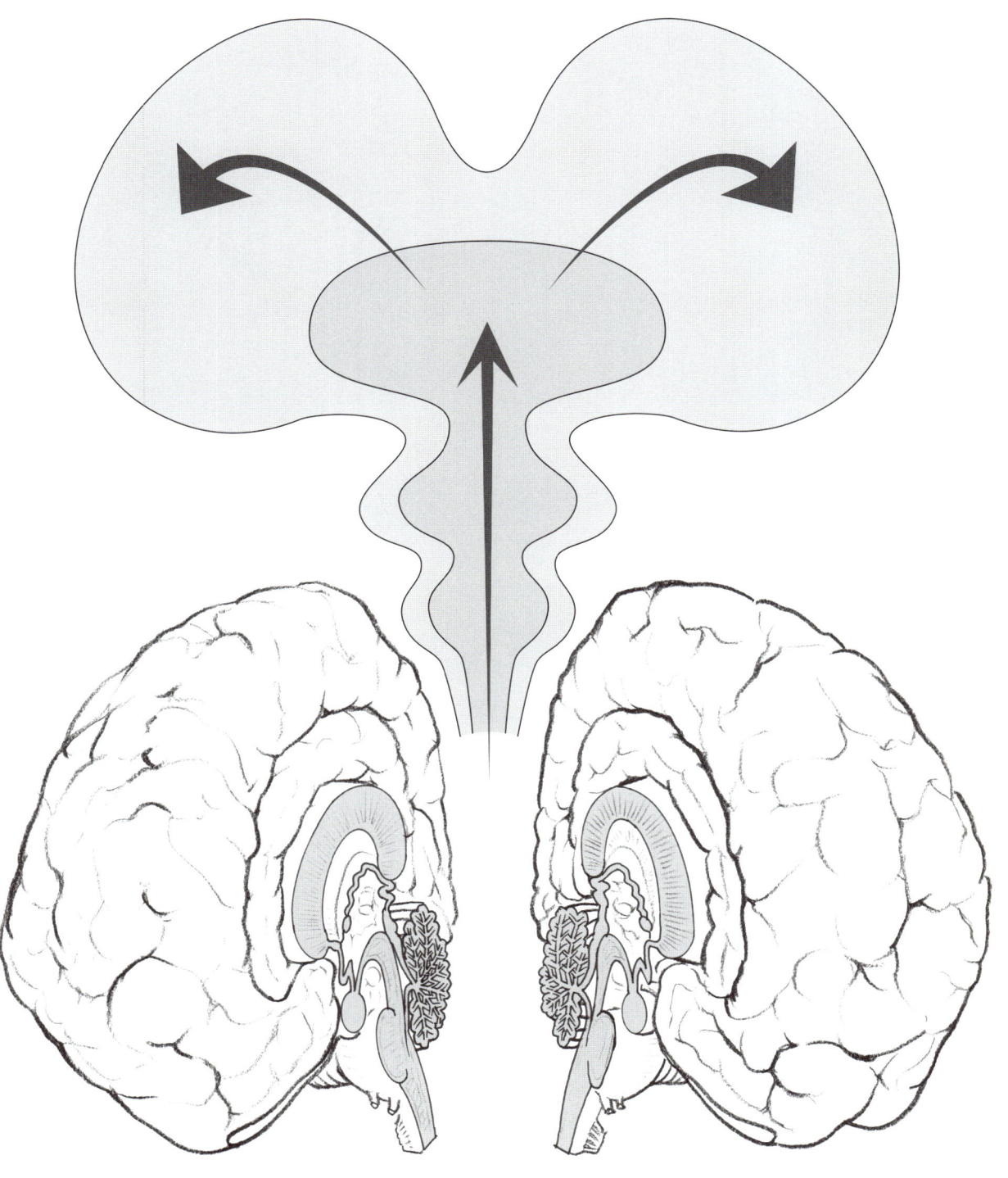

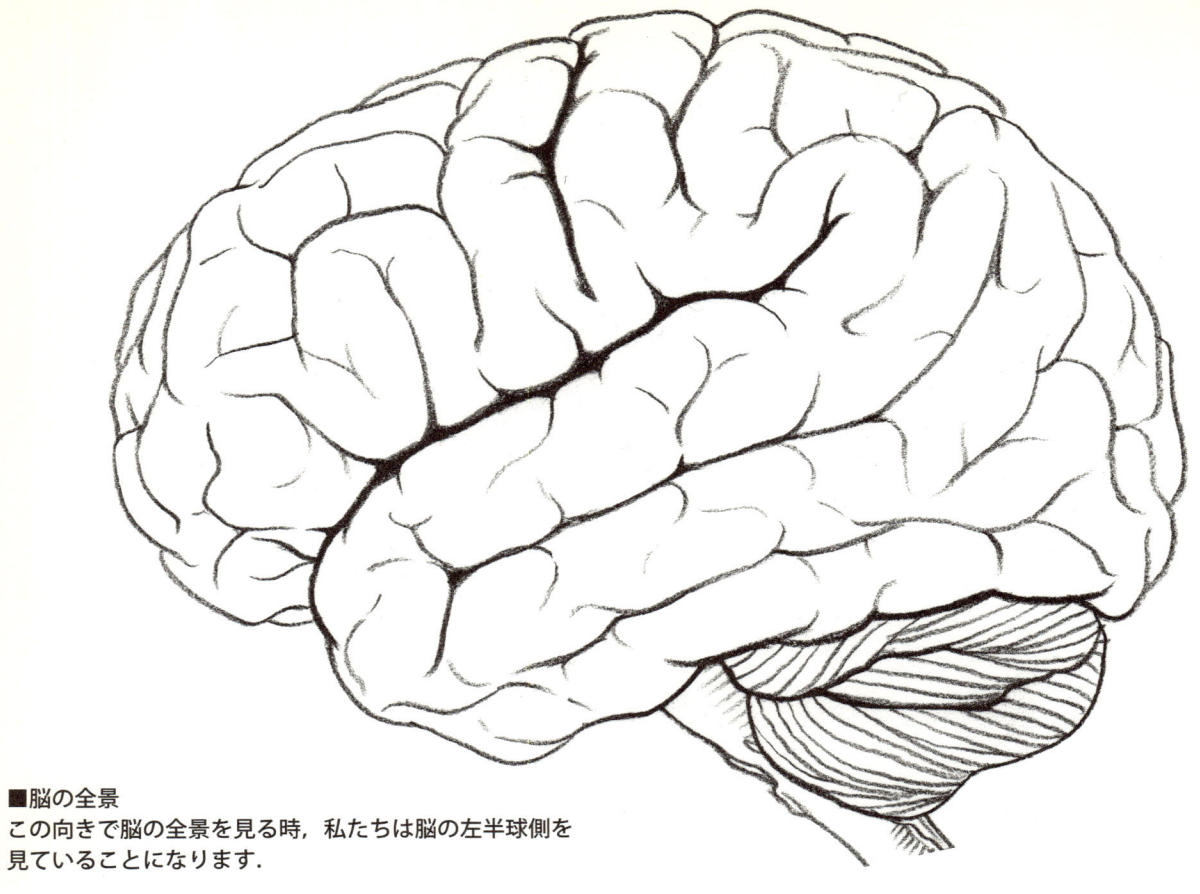

■脳の全景
この向きで脳の全景を見る時，私たちは脳の左半球側を見ていることになります．

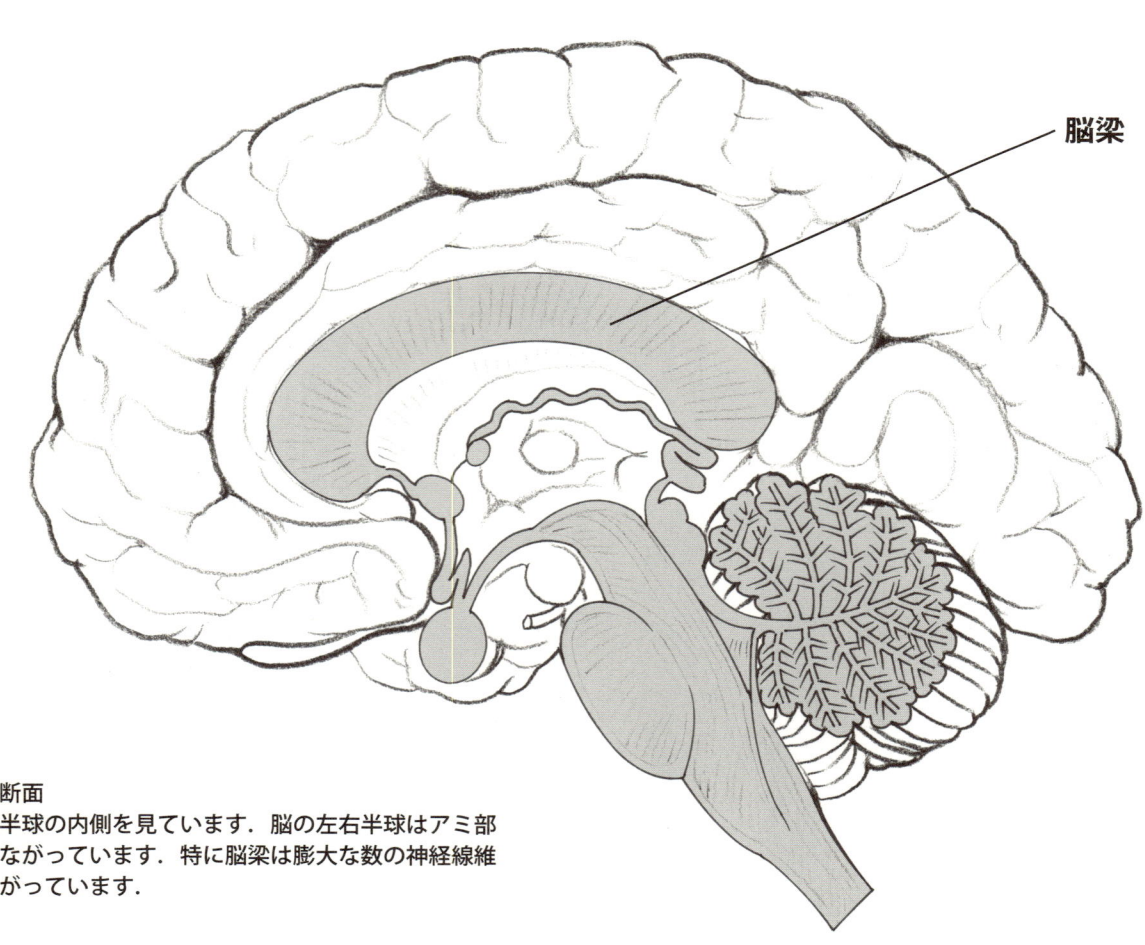

脳梁

■脳の断面
脳の右半球の内側を見ています．脳の左右半球はアミ部分でつながっています．特に脳梁は膨大な数の神経線維でつながっています．

「脳の個性：パラレルマインド」

　よくテレビや雑誌などで「あなたは左脳人間？それとも右脳人間？」という話題が取り上げられています．これを完全に分けるというのは，交連線維もあることだし，どうかと思うこともありますが，確実なのは右利きのひとのほとんどは左脳に言語野があることです．右脳と左脳の分業化が確認されたのもこうした言語能力の側性化からです．言語は論理的思考を得意とします．それはなぜでしょうか？言語は分類するのが得意だからです．たとえば，目の前にリンゴとブドウがあれば，見ただけで，内言語化が起こり，分類してしまうといったものが論理的思考能力で，それは左脳に優れていると言われています．一方，右脳はイメージやパターンといった抽象的なもので鳥瞰的展望能力に長けています．ひらめきといった類もこれに属します．言語が発生して分類する前の感覚に素直な脳の働きといったところでしょうか．専門的なマニュアルを読んでいる時はとても退屈です．これは左脳しか働いていません．一方，旅行書などを読むと想像力をかきたてられます．これは右脳も働かせている証拠です．

　とはいうものの，人間のからだはシンメトリーを保つ傾向にあります．左右の脳が協調し合って機能していることは揺るぎない事実です．これには交連線維（脳梁など）の役割が重要です．右脳と左脳が協力して問題を解決しています．たとえば，俳句を読む時は，脳の中に情感溢れる季節や風景，その時々の出来事を想像し，これを受けて五七五の言語に韻をふみながら合わせるといったことも左右の脳の協力関係から生まれるものです．もちろん，前者が右脳的で，後者が左脳的です．科学のプロセスも同じです．それは頭の中で漠然とパターンを想像し，それにより言語化したり，数式化するといった手続きです．

「大脳皮質のコラム構造」

　大脳新皮質は細胞の種類や線維から6つの層に分類されています．この6層は外側から順に分子層，外顆粒層，外錐体細胞層，内顆粒層，内錐体細胞層，多型細胞層と呼ばれています．分子層は樹状突起や軸索の終末分枝からなっています．外顆粒層は小型の顆粒細胞と錐体細胞が密集しています．その樹状突起は分子層に広がり，軸索は下行し白質に入ってから，連合線維として他の皮質へ向かいます．外錐体細胞層は中等大の錐体細胞からなり，樹状突起は分子層，軸索は白質に向かい，連合線維となり同側皮質へ，交連線維となり反対側皮質へ向かいます．内顆粒層は星状細胞が密集し，視床の特殊核からの求心性線維はこの層に終止します．内錐体細胞層は中型から大型の錐体細胞からなり，運動野には巨大錐体細胞（ベッツ細胞）があります．錐体細胞の軸索は視床以外の皮質下領域へ投射しています．多型細胞層は主として紡錘細胞からなり，軸索は投射線維や連合線維となります．錐体細胞の軸索は視床に向かいます．ブロードマンによる区分はこの細胞構築の差異に基づく分類です．

　感覚野や運動野では，異なる層の細胞が縦に連結し，皮質表面に対して垂直の円柱をつくります．この円柱をコラムと呼びます．大脳皮質では数万個の神経細胞が束になって円柱状の構造をつくっています．1つのコラムの直径は0.5～1ミリメートルで，高さは大脳皮質の厚さと同じく2～3ミリメートルです．コラムはチームであり，ある機能をするのに共同で働く部門です．大脳皮質にはコラムは10万個ほどあると言われています．コラムは会社の部門と考えればよいでしょう．神経細胞が会社員1人1人です．部門の中のネットワーク（チーム）も大切ですが，部門同士（コラム間）の相互作用も大切です．現在の脳科学ではこの統合的な情報処理メカニズムを明らかにしようと研究が進んでいます．

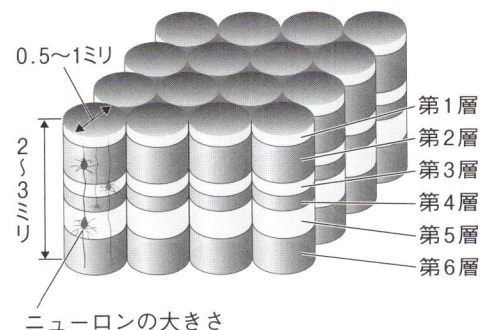

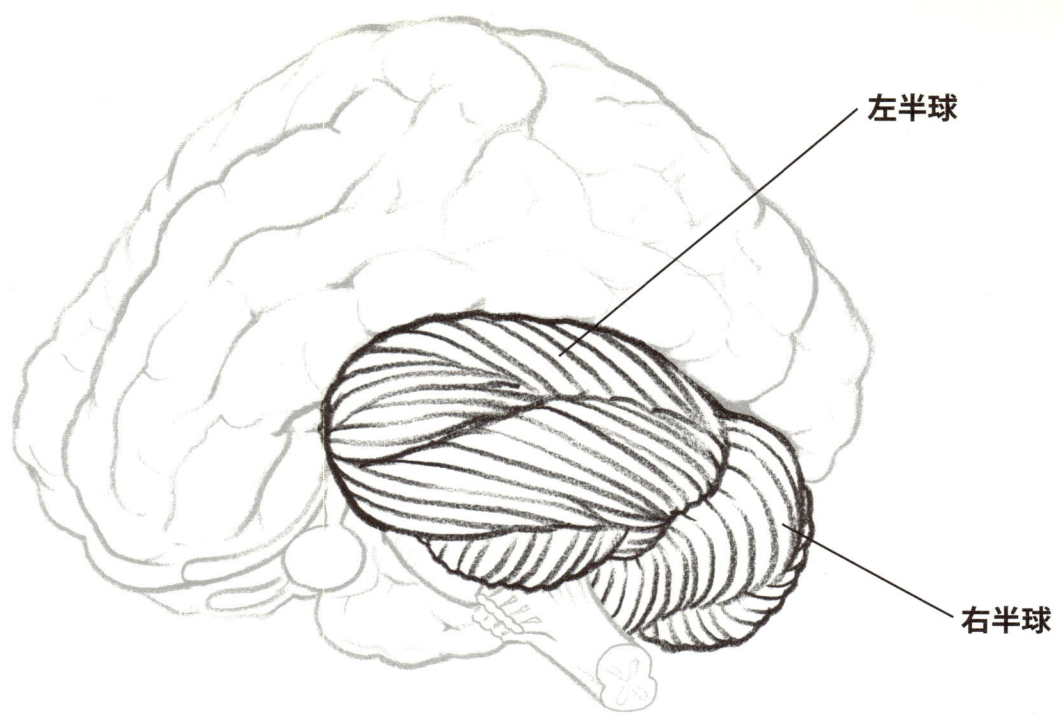

■脳全景を左斜め下から見上げたところです．小脳も左右に半球化（側性化）している様子がわかります．

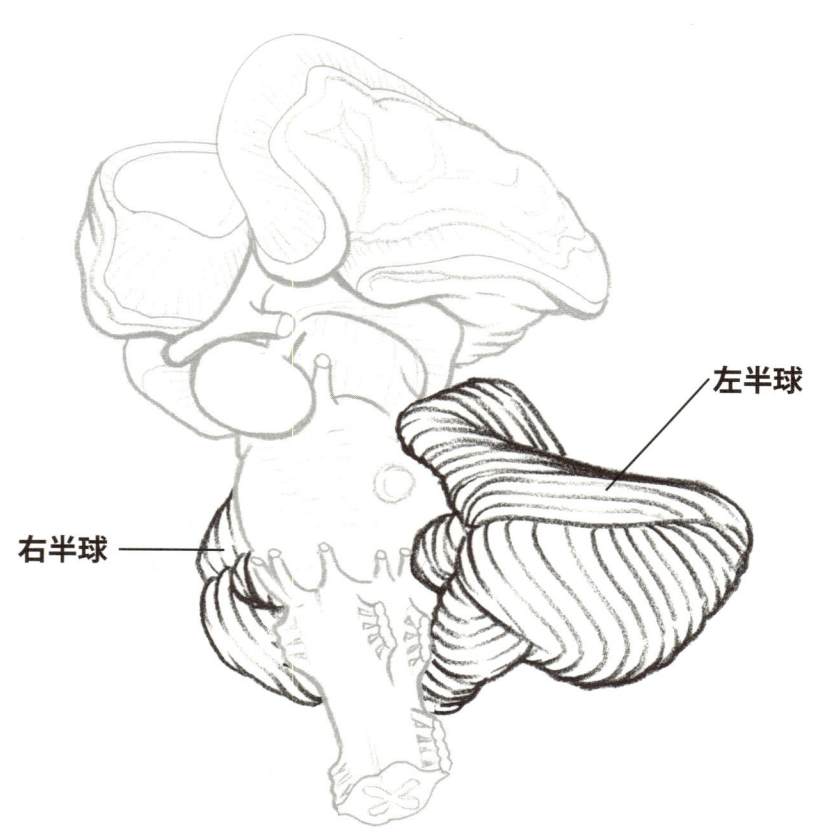

■小脳を左斜め下から見たところです．

「小脳の内景」

　小脳は「生命の樹」と呼ばれるようにその内景は樹が広がっているように見えて美しい．灰白質と白質のコントラスト，あるいは，小脳の内部のプルキンエ線維の樹状突起の広がりがそう見えることから，このように呼ばれるようになりました．

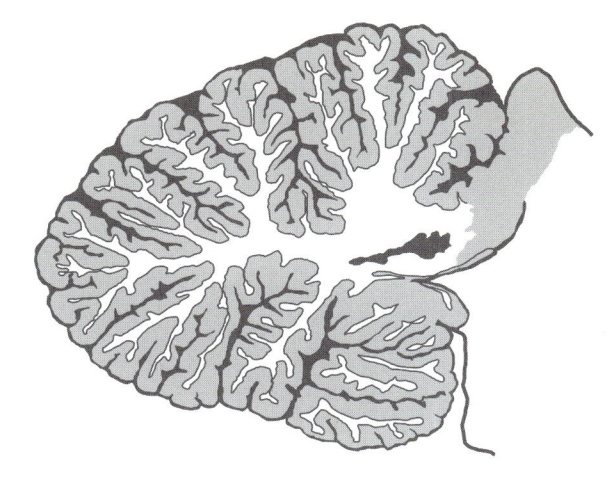

　小脳はしわの細かさに目を見張ります．今日ではしわの多さが頭の良さには直結しないのはわかっていますが，小脳の体積は大脳の10分の1しかないのに表面積は大脳の半分以上あり，神経細胞の数では，大脳の約140億個に対して小脳は1000億個になると言われています．

　小脳皮質は小脳表面の灰白質で，多数の小脳溝によって小脳回がつくられています．小脳皮質は表面から分子層，プルキンエ細胞層，顆粒細胞層の3つに区分されています．この中に星状細胞，バスケット細胞，プルキンエ細胞，ゴルジ細胞，顆粒細胞の5種類の神経細胞が含まれています．これらは顆粒細胞を除いてすべて抑制性ニューロンです．大脳からやってきた信号は小脳表面を平行に走行する長い平行線維を伝わり，シナプスを通じてプルキンエ細胞に伝達されます．平行線維は顆粒細胞に由来します．プルキンエ細胞の樹状突起は多数の平行線維に突き抜かれています．プルキンエ細胞からは軸索を通じて小脳皮質以外の部位へ信号を出力します．一方，小脳皮質への入力線維は苔状線維と登上線維の2種類があります．苔状線維は脊髄，前庭，橋，脳幹網様体などから起こり，小脳核と小脳皮質の顆粒細胞とゴルジ細胞に終止し，これらに興奮性入力を与えます．登上線維は延髄の下オリーブ核から起こり，すべての抑制性ニューロンに終末を送りますが，とりわけプルキンエ細胞には登上線維が植物のつるのように巻き付いています．この登上線維が運動のエラー（誤差信号）をプルキンエ線維に伝えます．この時，平行線維とプルキンエ細胞との間のシナプスで，伝達効率が著しく低下します．この現象を長期抑圧と呼びます．日本の脳研究の第一人者の伊藤正男さんによって発見された小脳における運動の記憶，学習の神経機構です．誤差信号に出会ったシナプスは回路から消され，遭わなかった厳選されたシナプスだけを残すというものです．登上線維が掃除係となり，いらないシナプスを掃除し，必要なシナプスだけ残るというものです．無駄な力を除くといったところでしょうか．「効率良く」という脳の秘密はこの神経メカニズムにあるようです．

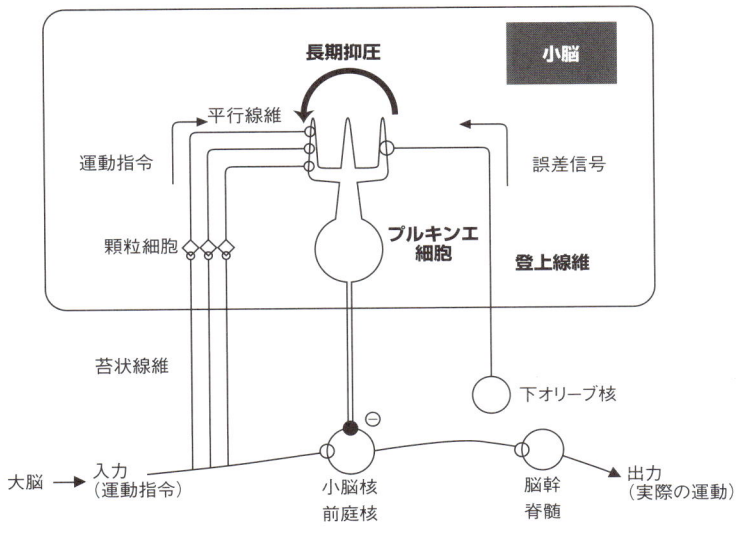

脳は記憶の世界(6)
視床

　前脳は終脳と間脳に分かれ，間脳の尾方は下位の中脳に続きます．左右の間脳は第3脳室をはさみ，その壁を構成するのが間脳です．間脳は視床，視床上部，視床下部の3つの領域に区別されています．視床は間脳の5分の4を占めます．中枢神経系の最大の神経核で，外部から入ってくる情報を最初により分け，大脳皮質のいろんな場所に情報を伝達するハブ（集線装置）としての機能をもちます．ひとでは退化している古い感覚である嗅覚以外の感覚（視覚，聴覚，味覚，触覚）の中継核です．ですからここが破壊されると感覚障害が生じます．

　視床上部には手綱核と松果体などがあり，手綱核は嗅覚の中継核です．松果体は当時の科学では何の機能も発見されていなかったことから，哲学者のルネ・デカルトは，松果体を精神と物質の相互作用の場と考え，意識の源ではないかと注目しました．しかし，今の科学ではこれは誤りであり，ひとの松果体は睡眠や生殖に関するホルモンのメラトニンを分泌し，日内リズムをつくる場所と認識されています．日内リズムは日照との関係でつくられることから，第3の眼と呼ばれたりします．爬虫類以下の動物では感覚部に網膜に似た構造をもち，光感受

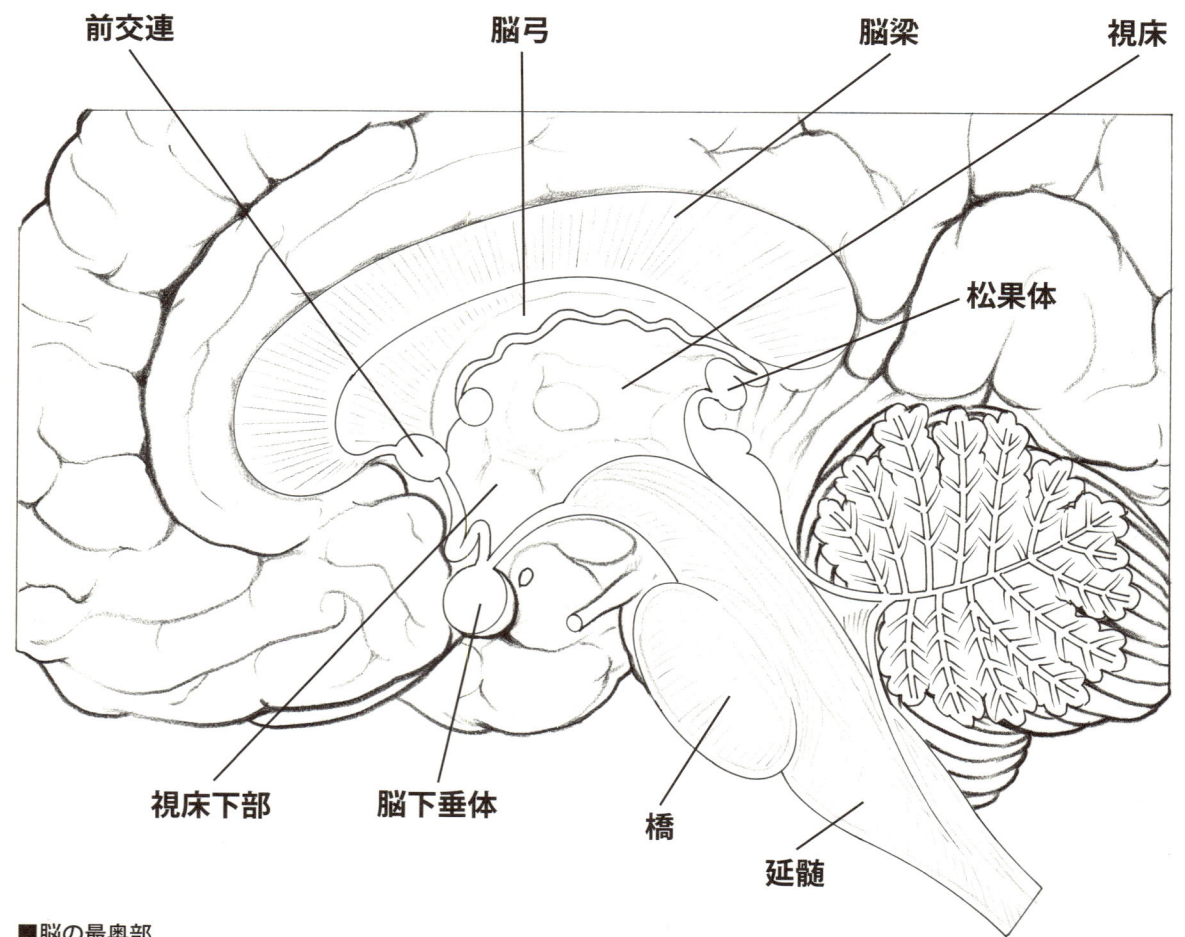

■脳の最奥部
神経管の先端にあたる前脳は，特に大脳皮質に分化・組織化される終脳とその下部の間脳で構成されます．間脳はその下の中脳を経て脳幹へとつながっています．この間脳は動物の生存や種の保存をコントロールする脳の最奥部です．

性があることからこのように呼ばれるようになったのです．

　意思とは関係なく，自動的に働いていて，からだの恒常性を保つ機能をホメオスタシスと呼びます．哺乳類は爬虫類と違って外界の温度に合わせて体温が変化したりしません．血液が冷たくなると，視床下部が働き，体温を上げ，これを維持します．体温，血圧，心拍数などを維持する機能は，意思とは自律して機能していることから，自律神経機能と呼ばれています．自律神経の最高中枢が視床下部です．視床下部は重さ4グラムほどでエンドウ豆程度しかないのですが，生命維持のためにはとても重要なコントロールタワーです．ひとの意思に関係なく働き続けているから司令塔とは言えないかもしれませんが，実にここには，摂食，性欲，睡眠，飲水，体温調節，免疫調節，満腹調節，覚醒といった生命維持に不可欠な機能が詰まっています．これらの維持のため，視床下部は脳下垂体と協力してホルモンを産生する場所としても広く知られていますが，視床下部は中枢神経系のすべての情報（外界，内界ともに）を受け取り，ホメオスタシスや情動反応を調節していることから，生命体の「本能の座」とも呼ばれています．

　魚類や爬虫類では，行動反応は自らの意思に基づいた大脳新皮質でなく，辺縁系と視床下部で開始されることから，そのパターンは柔軟性に乏しいステレオタイプ型となります．一方，霊長類では，摂食中枢の抑制を解除するといったコントロールを大脳新皮質の前頭連合野が行っていることが明らかにされているように，生物の進化過程で，視床下部と大脳新皮質の連結が強化されてきました．これにより，視床下部から送られてくる内界および外界からもたらされる感覚を大脳新皮質の前頭連合野で受け取り，それに基づいて動機を生み出しているのです．ですから視床下部は動機づけと情動による行動表出の統合中枢と言えます．

「脳の中のセッター：視床」

　視床はからだと脳をつなぐ機能をもっています．バレーボールで言えばセッターということになるでしょうか．レシーブされたボールを受け，それを整理して，アタッカーにトスを送る役割のセッターです．そうするとボールは感覚です．脳には1秒間に何百万という数の感覚信号が送られてきます．光，音，味，触感などの外界の出来事に加え，体位，筋肉の収縮感，体温などの内界の変化も信号として脳に伝達されます．視床はその中継核として，それぞれに担当する大脳新皮質が分析と処理ができるように，スイッチを切り替え，ルートをつくり，信号を上行させます．古い言い方で言えば，電話の交換手のような役割です．外側膝状体は光を一次視覚野に伝え，内側膝状体は音を一次聴覚野に伝え，それぞれ，視覚，聴覚として情報の処理にかけています．また腹側核（VPLなど）は一次体性感覚野や一次運動野と機能連結をしていることから，運動に直接的に関与しています．小脳や運動前野，補足運動野に信号を送る場所は腹側核の中でもVL（外側腹側核）と呼ばれるところで，それらの運動を企画する場所と協力して運動の調整に関わっています．連合核は連合野との関わりをもっています．このほかに，睡眠や覚醒リズムと結びついたからだ全体の覚醒状態にも関与し，また情動の中枢である辺縁系とも連結しています．一方，大脳皮質から視床への遠心性線維も存在しています．これにより，多種多様な感覚入力が上がってくるのを注意という機構を働かせて1つの感覚を選択したりできるのです．

　一方，視床に混線が生じてしまうと，共感覚が生じると考えられています．たとえば，黄色を見ると，かんだかい音が聞こえたり，すっぱい感じがしたりするといったものです．しかし，これは記憶に由来した大脳新皮質の連合野の統合機能とも考えられています．たとえば，黒板に黄色いチョークで字を書こうとしたら，黒板をチョークがすれて，「キー」という音が出たこと（聞いたこと）を経験していたり，黄色を見ると自然とレモンを連想したりするといったものです．また，情動を伴っていることも考えられ，大脳辺縁系の特殊機能とも考えられています．共感覚は意識の問題にも関わり，今後の脳科学の研究課題です．

脳は記憶の世界(7)
大脳辺縁系

　ひとの大脳辺縁系は，情動の表出，意欲，そして記憶や自律神経活動に関わっている複数の構造物の総称です．辺縁系の名称は1878年にポール・ブローカが，哺乳類の脳に共通にみられる脳幹をとりまく皮質領域（大脳旧皮質）を大辺縁葉と呼んだことに由来します．

　辺縁系の主要な部位は原皮質と古皮質からなり，発生学的には「嗅脳」に相当します．嗅脳が発生学的に情動や記憶に関連していることが古くから知られています．霊長類以外の動物種が，嗅覚が優れ，それが生命維持にきわめて重要な役割をもっていることもその要因です．

　現代ではひとの辺縁系は扁桃体，海馬，帯状回などを含む総称で，別名，情動脳とも呼ばれています．脳弓で視床下部と連結されています．種の生命維持のために辺縁系の情動反応は必要なのですが，特に哺乳類で発達しました．辺縁系は海馬などの爬虫類脳と扁桃体などの前期哺乳類脳からなります．

　情動反応の原型は昆虫にもあります．ハエは不快刺激を避けるように飛んだりします．この辺縁系は2～3億年前に発生したと考えられています．ですから，爬虫類にもあるのですが，その大部分は古い感覚である嗅覚に関わっています．ひとではその嗅覚は，環境において，あまり必要がなかったことから退化しています．その代わりに経験の記憶をつくったりするようになったのです．辺縁系は食欲や性欲などの生存本能や，好き嫌い，恐怖などの本能的な情動を司る場所として有名です．

　さて，哺乳類の脳が爬虫類や鳥類の脳と根本的に違う

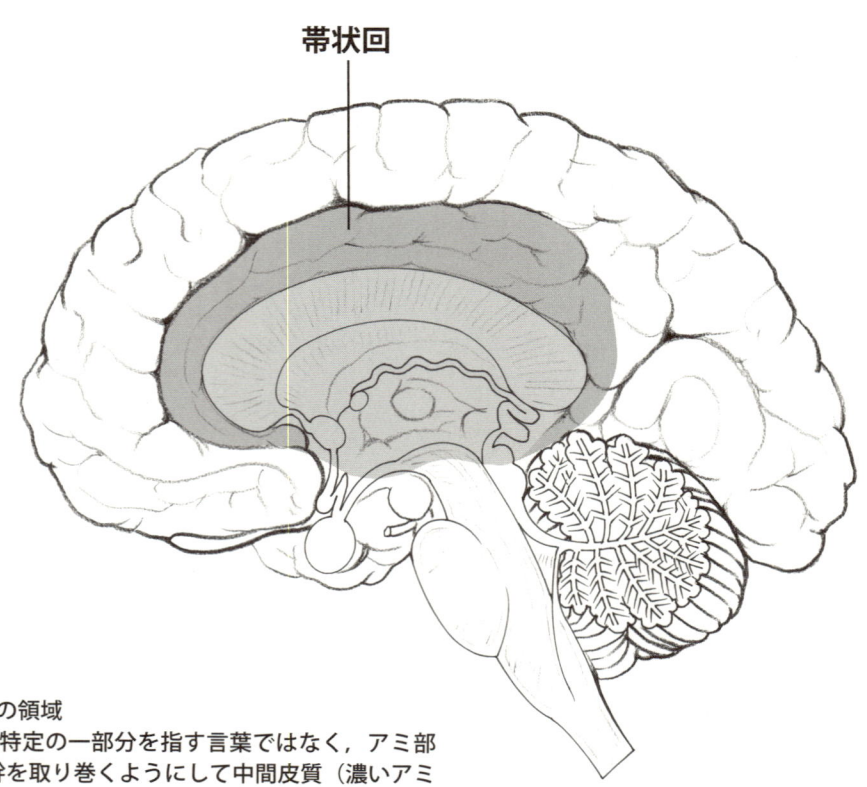

■「辺縁」と呼ばれる脳の領域
「大脳辺縁系」とは脳の特定の一部分を指す言葉ではなく，アミ部分で示したように，脳幹を取り巻くようにして中間皮質（濃いアミ部分が帯状回）から大脳皮質へ放射状に広がる領域を指す言葉です．視床へと連結すると同時に，発生の上で脳幹から原皮質→古皮質→新皮質という順序で脳の表面に向かって段階的につくられていった構造のうち，原皮質と古皮質の層を指します．情動を生み出す主要な組織（扁桃体，海馬，帯状回）があります．次の項目では，そのうちの扁桃体と海馬を中心に見ていきましょう．

のは，やはり大脳皮質の拡大と分化です．ひとを含む哺乳類は，前脳の組織を共有し，この組織は脳幹を円環状に巻く辺縁系です．辺縁系は大脳皮質の一部で，大脳旧皮質と呼ばれたりもしています．育児，母子間（個体間）のコミュニケーション，遊びを可能にしたのは，この辺縁系の発達のおかげです．哺乳類の中で，ひとでは特に発達しており，後で紹介する大脳新皮質の理性機能にはかり目が向けられ，あたかも動物的な本能的な野蛮な場所として紹介されたりしますが，生命維持にとってとても重要な場所なのです．逆に言うと，辺縁系の機能が失われてしまうと反社会的な行動をとってしまうことも明らかにされています．このように行動が理にかなっているかを辺縁系と新皮質が協調してチェックします．

発生学的にそれまでの生物は，種の記憶の集積として，生きるために必要な場所である脳幹を機能させて生命を維持してきたのですが，哺乳類で辺縁系を発達させたことで，主体的に環境と関わる土台がつくられてきました．動物の子孫繁栄は，その動物にとっての至上命題にかなっているかを判断して，脳幹や脊髄の働き方を変えるのです．

餌を摂取する時も魚類では自らで選んだりはしませんが，ネコといった哺乳類では，辺縁系が発達することで，自らで餌を選ぶことができるといったある程度の柔軟性が生まれました．このように，単純な種の生命維持からさらに進化し，自らの意識（自意識）と情動の記憶の役割をもつようになった辺縁系は，知性と本能との両者の役割をもち，そのギャップを生み出す場所なのです．「大脳辺縁系」という呼び名は，脳の知性的な広がりが本能的な営みと接し，相互作用する様子を「知性の辺縁」としてとらえたという由来をもちます．

「薬物と脳」

現代では薬剤の取り扱いや薬事業務を司る専門職を薬剤師と言いますが，東洋では古来より「薬」を扱うものは同時に「医」を扱うものとしてあり，「薬師如来」という言葉があるように，それは医師でもありました．日本書記にも「薬師（くすし）」という記述があり，それは医師を指しています．西洋においても古代や中世の時代では医師とは薬師（くすし）を指していました．あるいはシャーマン（呪術師あるいは祈禱師）でした．「Medicine」を辞典でひくと医学，医術，内科（学），薬，内服薬，まじない，魔法といった訳が書かれています．まじないや魔法も Medicine に属しているのです．古来，神霊・精霊・死霊などと直接的に交わる能力をもって治療・予言・悪魔払い・口寄せなどをする人をシャーマンと言い，日本では「みこ」「いちこ」「いたこ」「ゆた」などがその例です．このように当時では薬物そのものが医術であり，それは魔法とそれほど遜色がないと思われていました．まじないや魔法がひとの心の本態である脳を対象としているように，薬物というものも脳内の生理的な仕組みを巧みに模倣してつくられてきました．その仕組みがどうやら神経伝達物質と呼ばれる化学物質を変化させることではないかと考えられています．

たとえば，神経伝達物質の1つにドーパミンがあります．ドーパミンは覚醒剤や麻薬に関係していると言われています．覚醒剤や麻薬を服用して「ハイテンション」になっている時は，脳内でドーパミンの作用が強くなっています．このように覚醒剤などはドーパミンを増強させる働きをもち，シナプス結合における神経伝達物質のやりとり（量と作用の強さ）が心の働きに大きく関係しているのです．逆に，ドーパミンの生成不全であるパーキンソン病と呼ばれる病気は，無気力になり，表情が失われたりします．

薬物の常習は，報酬回路である辺縁系（腹側被蓋野－側坐核）のドーパミンの流れに大きく関係しています．ここは「再び経験したい」という回路です．ラットの実験で，この側坐核などの辺縁系を傷つけると，再び薬物に興味を示さなくなります．

こうした中毒は，報酬回路の活性化ですので薬物だけに限ったものではありません．恋愛中毒もその1つです．「恋は盲目だ」と言われるように，他人から「あの人とつきあうのはやめておいたほうがよい」と忠告を受けても，相手に熱中して周りが見えなくなるのも同じです．恋愛に集中しすぎて拒食になったりするひともいます．これは，生物における種の保存のための脳内システムが色濃くひとでも残っていると考えればいいでしょう．「ダメな男」と大脳新皮質で思っても，知らないうちに結婚して子孫を残してしまう．そういう生物らしさです．

いけないと思いつつやめられない，つまり別の考え方ができないといった薬物による中毒や嗜癖と，自分にとって快適と思われる行動や思考は強化されやすいということの差は，実は紙一重なのです．

脳は記憶の世界(8)
扁桃体，海馬

　ひとは感情表現の豊かな生物です．知能発達と感情発達は表裏一体で，感情も神経系の発達と外界との相互作用から学習したものです．近年，幼い時の快・不快体験がその後の脳の発育に大きく影響を及ぼすことが明らかにされました．

　「喜怒哀楽」という言葉があるように，ひとは喜んだり，怒ったり，哀しんだり，楽しんだりと普段の生活でさまざまな感情を使っています．情動の中枢として認識されている場所が扁桃体です．扁桃体は1.5センチほどのアーモンドのような小さい場所ですが，動物の感情を司っている場所として近年の脳科学で特に注目されています．

　感情は時に2種類に分類されます．1つは食欲や性欲など生まれつき備わったもので，時に快いと感じ，満たされなければ不快と感じるといった生物の進化過程で古くからもちえて，いまなおひとにも残っているものです．2つめはひとに特有の尊敬や軽蔑，慈しみや憎しみといったもので，大脳新皮質の発生に伴うものです．前者を情動，後者を感情と言ったりします．

　前者の欲求に対する喜怒哀楽の表現（情動）は辺縁系の機能です．扁桃体が刺激されると怒りの表情と動作が現れたりします．また，扁桃体が壊れてしまうと恐れを感じなくなります．また，それを学習することもできなくなってしまいます．

　情動における自分にとって好ましいものであれば手に入れようと近づく，逆に自分にとって好ましくないものであれば逃げる，あるいは攻撃するといった「接近」「回避」「攻撃」行動は，快・不快の情動に密接に関わっています．これは生物の進化過程で生存していくために不可欠であったためです．いまなお，これはひとの行動にも残っています．本来，感覚は視床を経由して大脳新皮質に入り，認知し，感情を生み出します．たとえば，美しい風景を見て感動するといったことです．しかし，より生物的な危険回避のためには，大脳新皮質まで到達し，そこから行動の司令を出すのでは遅い対応になってしまいます．そこで，視床から直接に扁桃体に入り早く反応するルートが今なおひとにも残されています．この扁桃体が行う情報判断は粗いのですが，とても素早い特性をもっており，シンボルという概念の最も原始的なものでないかと注目されています．これは進化の過程で大脳新皮質がいくら発達しても，辺縁系のみで対応できるよう残してきたものです．おもちゃのヘビを見て，とっさに逃げるのもそのルートが残っているためです．これは視床と扁桃体のルートで可能となる反応です．生命維持，そして種の保存のために，扁桃体がもつ情動機能はとても重要です．まさに「生きるための脳」です．

　種の保存のためには，記憶は重要な脳の機能です．記憶は海馬でつくられます．海馬に記憶が蓄えられているのでなく，そこでつくられ，そしてつくられた記憶は内容に応じて，大脳新皮質のいくつかの箇所で蓄えられています．一度，しっかりと脳の各所に保存されると海馬はその記憶に関係しません．つまり，記憶の固定までの過程を担っているのです．だから，海馬を摘出してもそれまでの記憶はなくならないのですが，その後の記憶がつくられなくなるのです．

　また，海馬は内外世界の情報を総合すると，個体維持，種の保存，集団生活など，日々の自律行動を支配する視床下部に呼びかける働きももちます．このように，海馬は新しい脳（哺乳類脳）と古い脳（爬虫類脳）の中継核の役割をもっているのです．これらは海馬古皮質と呼ばれ，終脳の翼板の肥厚によって発生の早い時期に形成されます．ひとでは，海馬は大脳新皮質の発達によって内部に閉じこめられているために外からは見えません．爬虫類では最も重要な場所として知られ，ひとを含めた哺乳類でも学習と記憶に重要な役割をもっています．

　よく覚えている出来事と，そうでない出来事があるように，意識経験の度合いで記憶は変わります．それには感情・情動が大きく関係しています．楽しいことや悲しいことが記憶に残りやすいのもそのためです．なぜかというと，海馬は情動の中枢である扁桃体と隣り合わせで，上手く連結し合っているからです．扁桃体には五感すべての情報が入ってきます．感覚情報が扁桃体を経由すると，たとえば食べ物に「おいしい」とか「まずい」といった形容詞を修飾します．その情報が海馬に入り，記憶に残されるのです．

　辺縁系の中でも側坐核は動機づけを司る場所，帯状回は相手の表情を読みとる場所で言語以前のコミュニケーションの中枢として注目されています．島はからだやこころの痛みに関わっています．最近になって，霊長類では，扁桃体，帯状回，島は，大脳新皮質と共同で「社会

性」とも言われる社会的認知や相手の心を読む能力である「心の理論」にも関与していることがわかっています．

食べ物を待って反応するだけといった生存のための脳幹だけでなく，このような辺縁系の機能が系統発生的に追加されることで，食べ物のありかなどを記憶し，それを仲間に伝達し，自らの生命とともに種の生命を維持してきました．これは動物が「たくましく」生きていくためにはなくてはならないものとなったのです．そしてそれは「自分が生きていくために」，あるいは「自分の種（家族など）が生きていくために」といった自意識を生み出し，集団行動を形成してきました．このように辺縁系は情動だけではなく，個体維持のための食行動や性行動に加えて，原始的な認知や，学習，記憶機能を担うとともに自律機能の統合を司る場所なのです．

この後に続く「上手く」生きていくためにといった思考や創造などの「理性」のための大脳新皮質は，これらの「生存」のための脳幹（爬虫類脳），そして，前期哺乳類脳である情動があって，はじめて機能します．

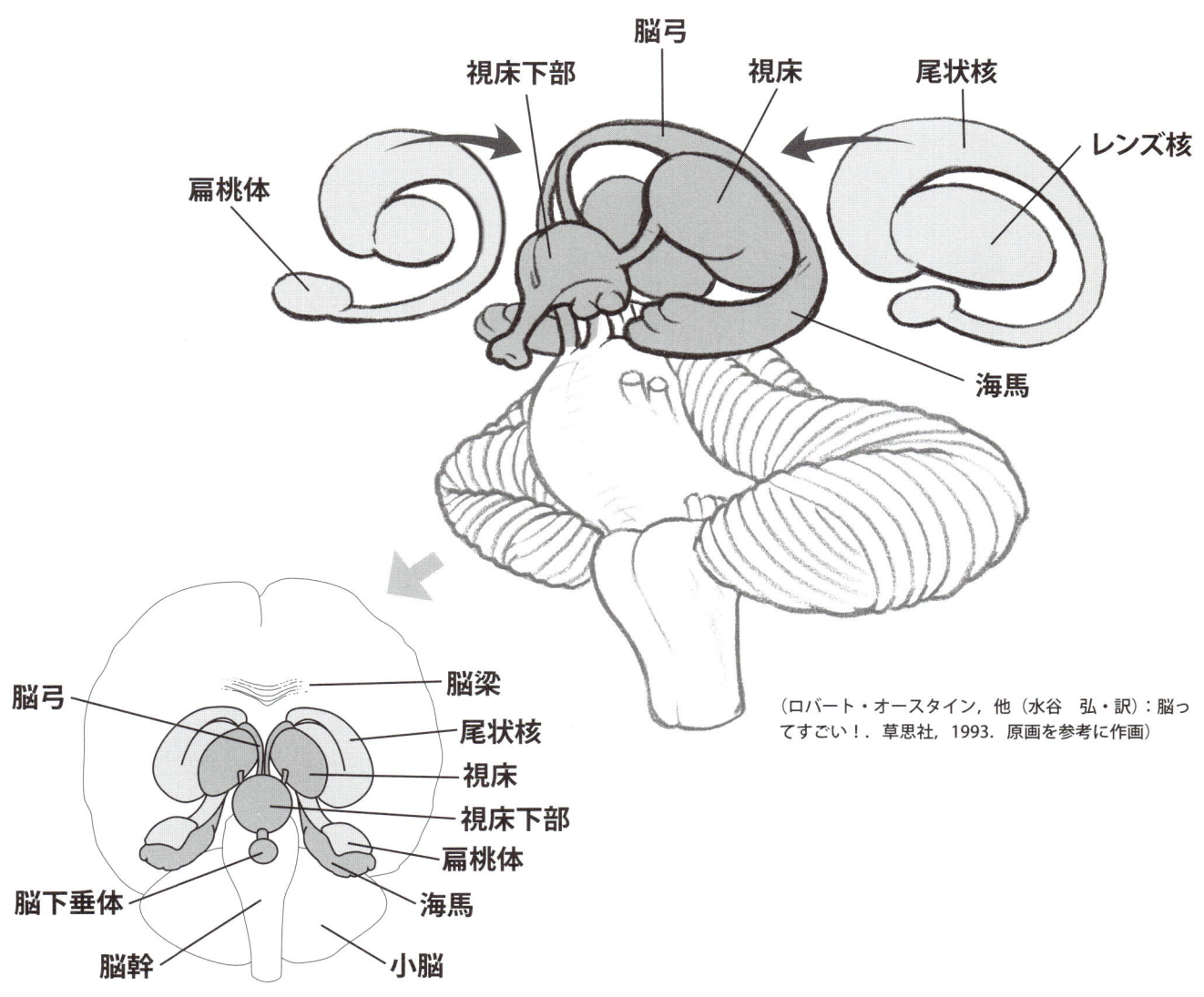

（ロバート・オーンスタイン，他（水谷　弘・訳）：脳ってすごい！．草思社，1993．原画を参考に作画）

■扁桃体と海馬
大脳辺縁系にある扁桃体と海馬は，生存と種の保存という最も古くて重要な働きに関わると同時に，大脳新皮質によって生み出される高度な認知活動の土台としての働きも司ります．よく「本能と理性とのせめぎ合い」と表現されるように，ひとの脳には生物としての古くからの本能的な働きと，文化や文明をつくりあげた非常に論理的，抽象的な認知機能という働きとがひとつの世界に同居しています．脳の構造はそれを進化の階層を積み上げていくことで実現しているのです．脳の奥深くに位置する扁桃体と海馬は非常に複雑な形をしています．イラストではそれを単純な形で表わしています．また左下の図は脳を正面から見た時の扁桃体と海馬の位置関係を示しています．

「記憶はいろんな形で脳に蓄えられる」
　電気店の展示コンピュータ性能表には必ずCPU，ハードディスク，RAM（メモリ）の記載があります．CPUは情報処理を行うところで，人間の脳で言えば大脳新皮質の連合線維の情報処理に似ています．それでは，ハードディスクは何でしょう．ハードディスクは記憶に相当するのではないでしょうか．それも長期記憶ですね．いろんなものが蓄えられていきます．長期記憶は大脳新皮質の連合野に蓄えられていきます．3歳までの経験が記憶として残っている人はまずいないでしょう．連合野は生後，乳幼児期につくられる場所ですので，ちょうどその時期の記憶がないのです．長期記憶は，いつも同じパターンで活動するニューロンの集団ができる手続きであり，その記憶は強固なものとなります．そして，その時々の感覚入力によって，突然取り出されます．田舎の山川を見て，突然子どもの時の遊んだ記憶が脳の中で再生されるのも長期記憶が取り出された瞬間です．
　さて，記憶は蓄え続けても仕方ありません．ちょっと言い方が違うかもしれませんが，記憶はお金のように使うことに意味をもちます．潜在化された長期記憶を必要な時に顕在化して使う．それが経験ということになります．コンピュータでは処理に必要な時だけ情報を選び出し，RAMに一次的に呼び出します．RAMは一次的に記憶を保持しておく場所です．作業する時の記憶である作業記憶（working memory）がこれに当てはまるでしょうか．
　記憶を長期に蓄えるためには，必ず短期記憶を経由します．短期記憶はせいぜい20秒～1分程度の保持が限界です．本の索引をみて該当するページを開くまで，一次的に覚えておくようなものです．いったんページを開くと，そのページ数の記憶はいつのまにか消去されています．しかし，何回もそのページを開くと知らないうちに強化されて，長期記憶になったりします．関連する神経細胞が複数で活性化し，強くなっていきます．これを長期増強（long-term potentiation：LTP）と言います．
　短期記憶が長期記憶になるまでの過程はどのようなものでしょうか．記憶は海馬でつくられます．海馬には短期記憶が集められます．目，耳，体の感覚器から取り込まれた情報は，大脳新皮質で処理される過程で短期記憶になります．この処理は視覚，聴覚，体性感覚情報でバラバラなのですが，海馬にその情報が集合し，統合され記憶がつくられているようです．海馬に集合した情報がすべて大脳新皮質に送られて記憶として蓄積されれば，それはスーパーコンピュータに匹敵する記憶の容量になります．人間はそんなにすごい記憶力はないですよね．実は，海馬で必要な情報とそうでない情報の仕分けが行われています．これは自分自身にとってであり，自分が今生きていくために必要な情報を選択して連合野に送っているのです．一生懸命英単語を覚えても，自分にとってあまり意味をもたないものであれば，それはすぐに忘れ去り，長期記憶として蓄積されません．それよりも，感動したことや，おいしいものを食べた時のほうが記憶は残っています．情動の中枢である扁桃体と記憶の中枢である海馬はくっついていることから，自分の情動が喚起される出来事を覚えている傾向があります．それは進化の過程で，まだ人間が狩猟していたころ，エサのありかや，危険な地帯を記憶しておくことは生命を維持するために，あるいは種を保存するために不可欠だったことの名残です．敵に遭遇して恐怖を感じたことはそれを覚えておき，仲間に伝えないといけません．「恐い」体験記憶はなかなか忘れられません．このように感情や情動が盛んな時，人間は物事を覚えている特性があります．恋愛に夢中になると勉強がおろそかになるのも，感情・情動と記憶が密接に関わっているからです．勉強する時も，その時々の感情をノートに付記しておくとよいのかもしれませんね．もちろん，「楽しい」ということにこしたことはありません．記憶を効率よく残すためには，脳の投射線維と連合線維を使うことがよいかもしれません．情動が付与されることで記憶に残りやすいのは，扁桃体－海馬から前頭葉に上行する線維の機能なのですが，その記憶を相手に説明する過程を加えると，作業記憶が使われます．すなわち，それは連合線維の機能によるものです．その機能により，連合野に記憶が意味として蓄積されていきます．
　面白いことに記憶は睡眠中に何度もリプレイ（夢）され，それによって長期記憶化されることもわかっています．記憶力を高めるためには十分な睡眠をとる！これが鉄則ですね．睡眠をとらないということは，海馬に情報を整理し選択する猶予を与えないことになるのです．

「記憶は私そのもの」

　記憶はあなたからも，私自身の目からも見えない，とっても抽象的なものです．記憶は大きく短期記憶と長期記憶に分けられています．それに追加する記憶としては感覚記憶と近時記憶があります．目や耳の感覚器で捉えた情報を一瞬保持するのが感覚記憶です．その時間は視覚で１秒，聴覚で４秒程度と言われています．たとえば，テレビでの会話で「大臣」という言葉がしゃべられた時，「大（だい）」を忘れてしまえば，「大臣（だいじん）」とは認識できません．このような瞬時の記憶を感覚記憶と言い，それが自分にとって必要な情報となれば短期記憶化されます．一方，近時記憶とは，朝になって「昨日の夕食のメニュー」を想起したりすることですが，「今日の夕方の５時に誰かとどこで待ち合わせしている」といった未来の予定記憶もこれに相当します．

　さて，長期記憶はさらに非陳述的記憶と陳述的記憶に分けられます．非陳述的記憶は手続き記憶とプライミング記憶があります．手続き記憶はからだで覚える記憶のことで，自転車に上手く乗るといったものもそれに属します．したがって，忘れようと思ってもなかなか忘れられるものではない染みついたものです．乳児から幼児にかけての記憶はこの手続き記憶が最も多く，意味を理解するというよりも，自分のからだで動いて触って感じて覚えるといった過程に準じています．ですから，前頭葉で考えて覚えるというよりも，運動関連領野（運動前野や一次運動野）や感覚野，頭頂葉といったところで覚えていると考えられています．からだの記憶も脳の中に存在しています．交通事故などで腕を切断してしまった人が，「まだ手があるような感じがする」と言います．この感じは１年ぐらい残る人もいます．これを幻肢と呼びます．目に見えるからだよりも，目に見えないからだの記憶（身体像）を信じてしまう現象です．記憶は私そのものなのですね．

　プライミング記憶とは先行する事柄が後続する事柄に影響を与える状況を指します．「教室」という言葉を聞くと「黒板」といった言葉が想起できる効果がこれに相当します．プライミングは脳の中に存在する潜在意識ですが，これを利用したものにサブリミナル効果があります．「映画館」といえば「ポップコーン」を連想する場合がありますが，映画の上映前にスクリーンで「ポップコーンを食べろ！」というメッセージが流れると，客の購買意欲が高まることも報告されています．

　一方，陳述的記憶は意味記憶とエピソード記憶に分類されています．意味記憶とは知識に基づく記憶のことです．たとえば，「東京は日本の首都である」や「地球は太陽系の惑星である」といった記憶を指します．このように知識そのものを指す記憶と言うことができ，感情や体験を伴わない記憶のことです．だから，なかなか記憶に残らないのも事実です．しかし，地球の写真を見て「きれいだな」と視覚に基づいた感情経験が付け加えられ，それによりエピソード記憶が追加されることで，長期記憶化しやすいこともあります．ストーリー性をもたらすことは，記憶を蓄積させるために意味がありそうですね．エピソード記憶は簡単に言えば「思い出」ですね．時間や場所感覚や，その時々の外界，あるいは内界からの情報が海馬でまとめられ，大脳新皮質の連合野に送られた後，思い出として記憶に定着するといった過程を経由します．この定着化には２〜３年かかることも明らかにされています．その定着化に欠かせないのが，先にも述べた睡眠です．

　記憶は私たちの生活に効率をもたらせます．記憶すれば，再度，感覚を研ぎ澄まし，注意深く観察して判断する過程を省いていきます．それを「概念化」と呼びます．概念化の過程が適切であれば，新たな学習を行うために，脳を効率よく使えます．しかし，その概念化を行うための情報が間違っていたら，思いこみをしてしまい，情報が改ざんされる可能性もあります．「うわさ話」などもそのひとつです．新たな情報が入力されても，改ざんされた脳の中の情報を信じてしまう．それだけ，脳は曖昧で，主観的なものなのです．

脳の働きは結び合わせること（1）
皮質と皮質下結合

　脳は発生学的に古い方から脳幹，大脳辺縁系，大脳新皮質へと下位から上位へ積み上げられた階層構造になっています．生物の進化過程において，脳幹に辺縁系が，辺縁系に新皮質が広がりながら覆うように発達してきました．新皮質の頭のてっぺんから下を眺めると，生物の進化の歴史を辿ることができます．この脳の進化の広がりと深みは，地球上の生命の進化を表しています．

　哺乳類の中でも霊長類が最も発達させたのは，大脳新皮質です．大脳新皮質は新哺乳類脳，理性脳と呼ばれ，辺縁系とは異なり，ひとの進化過程では膨張と分化を重ね，脳の大部分を占めるようになりました．ひとを含めた霊長類が他の哺乳類と違う点は，特に新皮質が発達していることと，先に述べた左右半球の側性化が進んでいることでしょう．新皮質が大きいということは，認知機能が進んでいることを意味しています．なぜなら，新皮質はからだを介した五感との密接な関わりによって発達してきたからです．だから，外界の変化に従って，進化してきた証とも言えるでしょう．新皮質は，進化の過程で世界（社会や生態系）と相互作用をしながら，すでにもちえていた脳幹や小脳，辺縁系とともに，学習，細部の記憶，そして問題解決の能力を獲得してきました．問題解決のための社会の構成は，他者コミュニケーションを進化させ，そのために言語を生み出しました．一方，生態系の変化への適応に対しては，効率よく生きるために，からだよりも頭を使いはじめました．道具を生み出したのもその一例です．いずれも，「上手く」生きていくための脳の進化です．餌のありかを予測して効率よく狩猟を行うといった１つひとつの生き方を学ぶために，下位の脳である小脳や辺縁系と新皮質の神経線維を結んできました．狩猟のためには認知地図が必要です．その脳の中の地図は，辺縁系である海馬と大脳新皮質である前頭葉，そして前頭葉と頭頂葉を結ぶことで作成しています．また地図の作成のためには注意が必要です．この注意も視床や中脳と新皮質のネットワークでつくりだされています．

　この新皮質の進化過程によって，各種の生得的かつ遺伝的な処理能力を超えてきました．これは，爬虫類や前期哺乳類においてもです．たとえば，鳥の聴覚野が特に発育しているのもそのひとつです．このようにその時々の環境に適応し，種族を保存するために，脳をつくりかえてきました．ひとも爬虫類や哺乳類の昔のパーツをすべてまったく違うものに変えるのでなく，あるいはただ磨くのではなく，それを環境への適応のために，つくりかえ，そして，より高度で洗練されたパーツを組み合わせ，それを機能的に連結することで，「上手く」生きようとしてきたのです．小さい部屋を住みやすいように模様替えし，そして手狭になれば，部屋を増改築してきたのが，現代のひとの脳の形なのです．

　生物の進化過程において，たくましく生きるために辺縁系を発達させ，情動を生み出しました．しかし，社会生活において，種族保存のためには，時にはその情動を認知によってコントロールすることが大事と気づいた霊長類は，そのために新皮質を発生・発達させたのです．魚は物体をすべて口に入れ，餌でなければ吐き出します．ネコは自分で餌を選んで口に入れます．前者は脳幹による反射，後者は情動による行動ですが，チンパンジーでは「待て」と指示を入れれば，餌を食べることをやめることができます．社会の文脈に応じて行動を調整することを学びました．それが生きていくために大切であるいう社会的な価値を感じたからです．このような行動の現れは，辺縁系と新皮質がつながっているからです．泣いたり笑ったりと，その情動行動を言葉で相手に伝える．あるいはその強弱の度合いを文脈に応じてコントロールする．こうした情動と認知のコラボレーションは，辺縁系や小脳といった古い脳と新皮質といった新しい脳が相互に関わることから生まれています．進化の長い時を重ね，この神経配線である投射線維をつくってきました．投射線維は大脳皮質と下位の脳（脳幹・小脳）や脊髄とを連絡する神経線維の総称です．

　このように脳は，けっして独立して働いているのではなく，定型的だけれど，歴史を知っているおじいさん（脳幹や辺縁系）と，未熟だけど，発達への可能性に秘めた子ども（新皮質）が手をつないで生活している社会システムのようなものです．新皮質が小脳や辺縁系とダイナミックな結びつけを行い，脳システムを機能させることで，世界と自分を意味づけることが可能となりました．

　私たちひとの脳には，このように生物の進化における生命の歴史がぎっしりと詰まっています．脳はそれだけ神秘的で重厚な生き物です．その深みと広がりを脳を見て感じてください．

理性脳

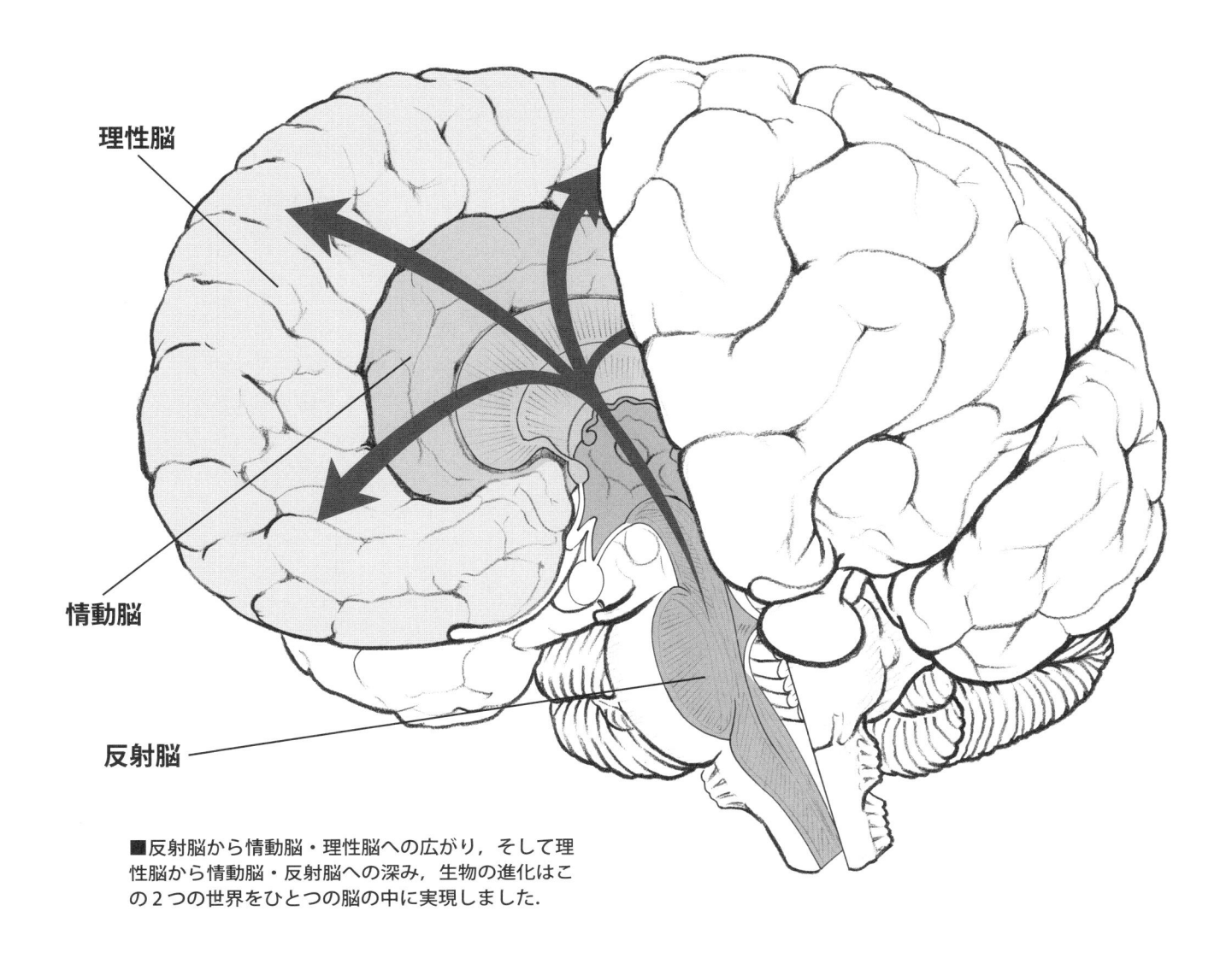

情動脳

反射脳

■反射脳から情動脳・理性脳への広がり，そして理性脳から情動脳・反射脳への深み，生物の進化はこの2つの世界をひとつの脳の中に実現しました．

「智恵は経験の娘である」

　「愛は知識の母である．知恵は経験の娘である」．この名言を残したのはレオナルド・ダ・ヴィンチです．情熱や愛は何かを知ろうとするための源です．恋愛でもまず好きな相手を知ろうとするでしょう．後半の「知恵は経験の娘である」は「人生すべて勉強である」や「学問なき経験は，経験なき学問に勝る」といった類の言葉ですが，自分の役に立つ本当の知恵は経験を通してでしか身につかない，すなわち脳に残らないというものです．私たちの脳にも私たち自身の経験が残ります．それだけでなく，祖先の経験もこの私自身の脳の中に知恵として生き続けています．決して独りよがりの経験という意味ではなく，先人の知恵を学ぶということも経験です．これは，ひとの脳のもつ素晴らしい機能です．先人の知見に触れることで，発想の転換（脳の柔軟性）が起こることもしばしばあります．こうした学問をするということも経験です．それを学ぶことで，今の自分に足りないものや課題がわかれば問題解決に活かされます．大事なのは，自分のからだで感じ，自分の脳で学ぶという一人称的な視点です．知恵は知識ではありません．知恵は私の脳そのものです．だから，決して人からの言い伝えや教科書を丸暗記するといった三人称的なものではありません．

　レオナルド・ダ・ヴィンチはこのようなことも付け加えています．「実験から開始して，それによって理論を検証すること」．この実験を教育に代えてもいいですし，子育てに代えてもいいです．もちろん，臨床という言葉も当てはまります．実践ですね．

　「知恵とは学校で学べるものではなく，一生をかけて身につけるべきものである」．これはアインシュタインの言葉です．「悩み」や「苦しみ」も経験です．それは自分自身の脳で経験し，自分自身のからだで体験したもので，かならずそれは未来の私（脳）の栄養素となります．

脳の働きは結び合わせること(2)
言語野

　ひと以外の動物にも音声信号のようなものはありますが，ひとが使うような言語はありません．鳥のさえずりには文法や音節があることもわかっていますが，それは合図であり，行動のための内言語としては機能していません．

　哺乳類の中でもひとは言語を操ることができる生物です．霊長類であるチンパンジーも前言語をもち，他者を理解することができますが，発声器官を発達させ，言語を駆使して，コミュニケーションを促進することができるのは，生物の中でひとをおいてありません．ひとの言語は，哺乳類の泣き声でなく，文脈に応じて巧みに使い分ける機能を有しています．

　ひとは言葉という生物進化における新たな情報系を使って文明を築きました．言葉は固定化されたものでなく，人類の進化に伴い，多様化してきました．各国の言葉が違うのも多様化してきた背景があります．

　ポール・ブローカは，ひとの左脳の前頭葉梗塞によって発語が障害されることを1861年に報告しました．ここは現在では運動性言語野（ブローカ野：44野，最近では45野も含む）と呼ばれ，前頭葉の下前頭回と呼ばれる後ろにあります．その後，1874年にカール・ウェルニッケが側頭葉の上側頭回の後ろで縁上回と隣接している場所に損傷が起こると，相手が何を話しているのかの内容を理解することができないことを明らかにしまし

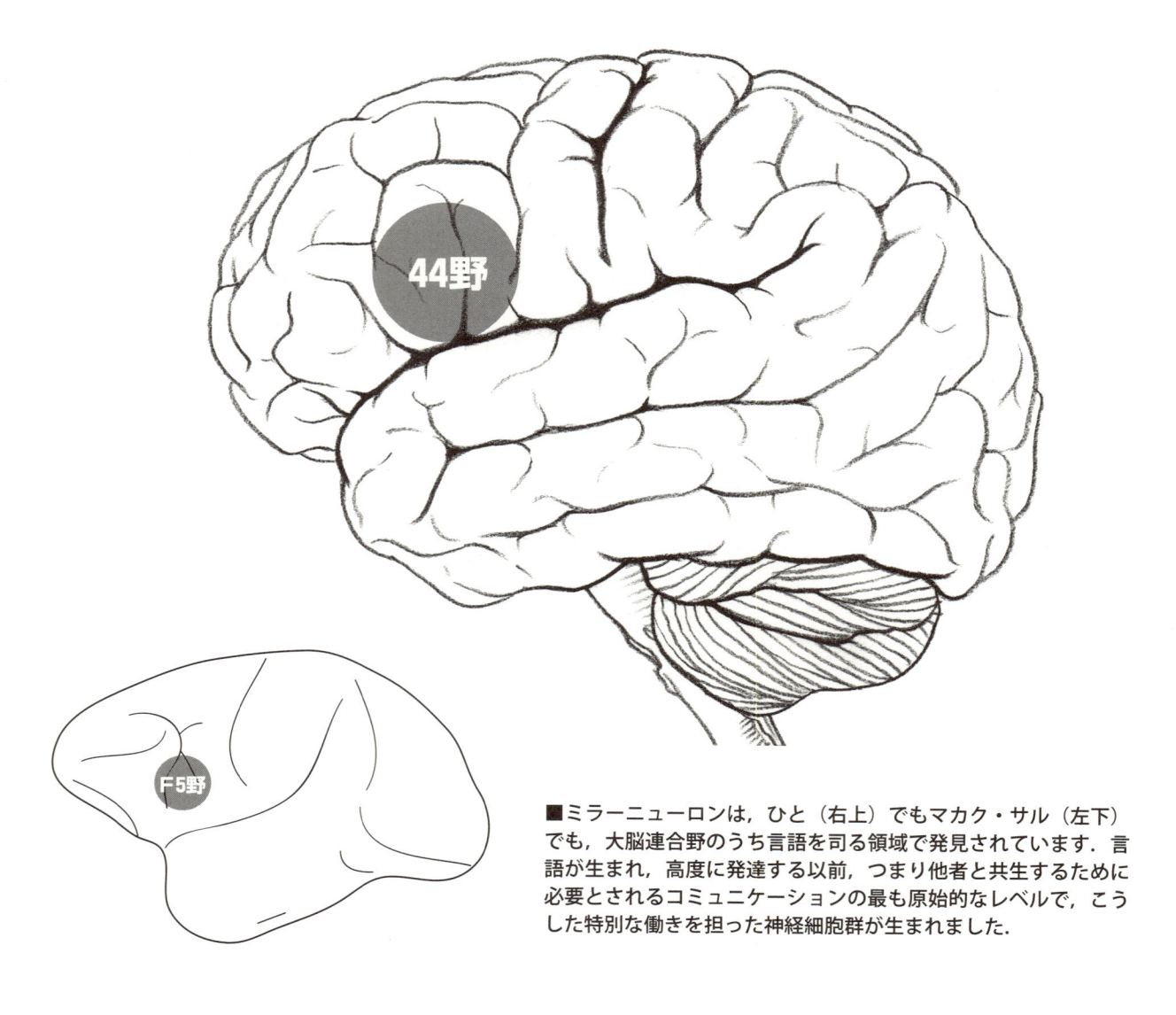

■ミラーニューロンは，ひと（右上）でもマカク・サル（左下）でも，大脳連合野のうち言語を司る領域で発見されています．言語が生まれ，高度に発達する以前，つまり他者と共生するために必要とされるコミュニケーションの最も原始的なレベルで，こうした特別な働きを担った神経細胞群が生まれました．

た．ここは現在では感覚性言語野（ウェルニッケ野：22野の後部，最近では後述する角回や縁上回などを含む場合がある）と呼ばれています．ブローカとウェルニッケの報告で，言葉を認識し，言葉をつくりだす脳の場所があることがわかりました．これらの場所は，右利きのひとではそのほとんどが左脳にあることも同時に報告されています．実に右利きのひとの95％は左脳に言語野があることがわかっており，言葉の機能に側性化があることが現在では周知になっています．

運動性言語野は生物の進化過程において，言語発生以前は，相手の動作や表情を認識していた場所として考えられています．その代表がミラーニューロンと呼ばれるものです．ミラーニューロンは，1996年にジアコーモ・リツォラッティによって発見されました．このニューロンは相手の動作を見ていても，あたかも自分がその動作をやっているように感じるものです．相手を観察しても，自分が運動をしても，脳の同じ場所が働きます．ひとではこの場所のひとつが運動性言語野と考えられています．言語野こそないのですが，サルでもそれとほぼ同じ場所にある運動前野腹側部（F5野）が働いています．この相手の気持ちをくみとるというニューロンは，コミュニケーションを促進させるもので，それは言語を司る場所であり，まさに共感なくしてコミュニケーションはありえないということを現代脳科学は明らかにしてくれました．相手の表情を見ただけで，「怒っている」とか「哀しそうだ」と読みとることができることは，その後のコミュニケーションを構築していくうえでとても大切です．言葉を使わない非言語コミュニケーションも実は運動性言語野などの新皮質の機能なのです．

視覚性言語野と呼ばれる場所が頭頂葉の下頭頂小葉の角回（39野）にあります．ここは文字の理解の中枢ですが，近年になって言葉の隠喩（メタファー）の中枢として注目されています．たとえば，リビングのテーブルを「猫足」と呼んだり，ワインボトルの注ぎ口あたりをさして「ボトルのネック（くび）」と呼んだりします．このようにひとは，何かに見立てて，言語表現する能力をもっているのです．

言語機能をもっている脳をマクリーンは理性脳と呼んでいます．理性脳は新皮質を指しています．ひとの言葉は突然生まれたのではなく，反射脳と情動脳が理性脳と相互作用することで，自由意志や意図をもったことにはじまります．反射脳に支配されるステレオタイプな行動は，成功した新しい生命維持体験を反復することで，その経験を種（仲間や子ども）に伝えようとする理性脳の意向に沿ったことで，言葉は生まれました．

言葉を生み出すためには，それぞれの場所に主な中枢はありますが，膨大なネットワークが必要です．言語中枢がハブの働きはしますが，言葉を用いたコミュニケーションには，情動と認知が不可欠です．情動の生成，そして読みとりのための皮質と皮質下のネットワークに加えて，認知過程のための皮質間のネットワークにより成り立っています．このネットワークのつなぎ方は個人で違います．だから，言語を生み出すことは個人の記憶の蓄積の表現なのです．

「何かを知るための手段」

アリストテレスは「すべての人間は知ることを求むるが本性なり」という言葉を残しています．アリストテレスの現実主義的な思想には賛否がありますが，生きているということは，何かを知り続けているには違いありません．何か思考をしていなくとも，その状態を知るというのも事実です．目に見えるからだが動いていなくとも，目に見えないからだは動いているし，心は動いています．「無」になったとしても，「無」になるということはどういうことかを知るということはできます．まさに，生きていることに無駄なし！ですね．

アメリカの心理学者のブルーナーは何かを知るための手段として，動作的表象，映像的表象，象徴的表象の3つを挙げています．たとえば，「椅子」について理解していなく，言語を使えなくても，生後8ヵ月もすれば椅子によじ登り，座ることができます．これが脳の中の動作的表象です．しかし，その月齢では椅子だろうが階段だろうが，そのよじ登りのパターンに違いはなく，言語による象徴的表象はできていません．その後，発達が進むにつれて，椅子が横に倒れていても元に戻して座ることができます．これは脳の中で物体の心的回転をして「戻す」という行為を生み出しているのですが，この際，いくつかの自由度の中から1つを選択するようになっています．それが効率の学習です．たとえば，椅子が横に倒れていれば90度回転させて戻せばよく，逆回転に270度は回転させません．これは脳の中で映像的表象から動作的表象へと変換しています．行為のシミュレーションが発達しているのです．最終的には「知性」の象徴である言語を使って環境と相互作用します．これが象徴的表象です．電車の椅子では立ったりしませんが，リビングの椅子では高いところの物をとる時には立ったりすることもあります．

脳の働きは結び合わせること(3)
高次視覚野

視覚前野

　感覚野と運動野を除いた新皮質領域を連合野と呼びます．連合野は哺乳類の進化に伴い拡大してきました．特にひとでは発達しており，個体発生でも神経線維の髄鞘化は数ある脳のパーツで最も遅れて完成します．連合野は感覚野と運動野の間に存在し，動物が高等になるにつれて広くなる特徴をもっています．哺乳類の中でも発生学的に古いネズミでは，連合野よりも，受けた刺激を分析する感覚野と感覚情報を受けて運動をつくる運動野が発達しています．

　このように連合野は，個体発生的にも系統発生的にも新しく，動物が進化するに従って拡大していることから，高次脳機能を担っていると考えられています．19世紀の心理学では，高次脳機能は感覚要素の連合によると考えられていたため，この新皮質領域は連合野と呼ばれるようになりました．このように連合野は一次野と呼ばれる新皮質とは異なり，特定の単一的な機能はもたず，感覚情報を統合して，総合的な感覚体験を形成し，決定を下し，行動を司令する場所で，脳の中で最もかしこい場所と言えるでしょう．

　後頭葉にある連合野は，視覚前野と呼ばれ，第一次視覚野を除く後頭葉の領域を指します．後頭葉の一次視覚野で情報の選別がされた後，動き，奥行き，色，形の情報が二次視覚野で粗く解析された後，その詳細は，頭頂葉方向に行く背側視覚経路中の三次視覚野で奥行き，五次視覚野で動きの情報が解析されます．一方，側頭葉方向に行く腹側視覚経路中の四次視覚野では色の情報の詳細な解析が行われます．

　目に映るものに意味を与えるのは連合野です．連合野が情報をつなぎ合わせることで，意味は付与されます．見たものが何であるか，そしてそれがどこにあるのか，といった視覚の認識ができるのも連合野に統合機能があるからです．特定の視覚パターンの認知は，一次視覚野から下側頭葉につながる経路（腹側経路）と，頭頂葉につながる経路（背側経路）で行われています．見ている像が「何であるか」は，下側頭葉につながる経路で判断します．側頭連合野では記憶に依存した細胞活動が発見されています．「何であるか」は記憶と密接に関わっています．これに対して，頭頂葉につながる経路では，見ている像が「どこにあるか」を判断しています．視界の中での対象の位置づけは，目的行動において運動のコントロールに関与します．頭頂連合野では，空間情報（「どこに」や「どこへ」）を処理するとともに，外界へのアクションに関与しています．哺乳類ではその種の環境のなかで，大なり小なり，「何が」「どこに」あるか，たとえば，食べ物が何でどこにあるかを記憶するといった認知スキルをもっているのは，進化の過程において，この新皮質を増改築してきた証です．また，食べ物を探すためには移動しないといけないのですが，そのために，さらに高度な認知システムを生み出してきました．たとえば，回り道や近道もそのひとつです．哺乳類脳では，爬虫類脳のように刺激や反応を１つひとつの決まった組み合わせとして丸ごと記憶することによって獲得しているのではなく，洞察をもった問題解決を行っているのです．

　側頭葉に向かうルートでは，コミュニケーションに欠かせない重要な認知システムがあります．それは，顔の認知です．ひとをはじめとする霊長類は，顔の認知が得意で，「顔」に埋め込まれた情報（誰，視線，表情など）を瞬時に処理し，社会的コミュニケーションをスムーズに行えるよう援助しています．サルの側頭葉のSTS野（上側頭溝）と呼ばれる場所で「顔」に対して選択的に反応するニューロンが存在することが知られています．これを顔ニューロンと呼んだりもします．最近になって，顔ニューロンは「顔が見えた」と判断する数百ミリ秒から活動を開始することが明らかにされています．これは目に入ってきた刺激に対してではなく，顔の知覚に反応していると言え，それは顔を知覚するまでの処理にSTS野は関係しているのではなく，脳の中の心的な出来事を想起していることを反映していると考えられており，経験に基づく記憶の影響を受けていることがわかります．このSTS周囲の皮質域は多種感覚性ニューロンが存在し，数多くの感覚モダリティが集中する場所です．また，この領域は島との結合が証明されています．

　STS野はミラーニューロンシステムの１つの場所です．「相手の気持ちをくみとる」「心を読みとる」「相手の心の痛みを感じる」といった他者に共感することは，この領域による感覚モダリティの統合や，痛みの中枢と認識されている島との相互連結による働きと言えるでしょう．これは，子育てや，共同生活をする哺乳類の進化過程において，個そして種の保存のためになくてはならない脳の働きなのです．

背側経路（空間など）

腹側経路（形など）

■視覚は後頭葉の一次視覚野からこの情報処理経路（背側・腹側）で処理されます．

「あなたの脳は印象派，キュビズム派，それともシュールレアリズム派？」

　「目で見るのではなく，脳で見るものである」．大脳皮質の連合野の情報処理経路をみるとそう言えます．網膜から入ってきた情報は視床の外側膝状体を通り，一次視覚野に入ります．その後，情報は側頭連合野と頭頂連合野に向かい詳細に解析されます．ルネサンス期に始まる写実主義と呼ばれる絵画手法は，陰翳と遠近を忠実に表現したものです．なかでもレオナルド・ダ・ヴィンチの絵にみられる空間遠近法が有名です．写実主義にも周辺視を使って視線を移動させないと全体を見渡せない絵画と，中心視により視線固定を意識した絵画もあります．

　しかし，脳はありのままの姿を見せてはくれません．錯覚なんかはその1つですが，私たちの脳は賢くなりすぎたことから，どうやら純粋な感覚を解析していないようなのです．視覚は求心性の神経線維で脳の要所要所で解析にかかるのですが，実は記憶を頼りに遠心性の神経線維を脳の要所要所に出して，その線維同士がぶつかって認識しているのです．だから，細部まで見なくても文脈から何かをすぐに判断できるのです．見ているようで見ていない．そんな脳のシステムなのです．これは脳のモジュール機能によって起こる可塑性の1つと考えられています．モジュールの中でも色彩モジュールに長けた画家がいました．そう，光の画家と呼ばれた印象派のモネです．モネの描いた『印象　日の出』から印象派という名前がついたのですが，これは，忠実に色を描いているのではなく，自らの脳の中で巻き起こる色を使って描いたと思われています．心の眼というものでしょう．だから万人に「美しい」と感じさせるのではないでしょうか．おそらく前頭連合野と側頭連合野の連合線維同士の結びつきのおかげでしょう．同じ印象派のルノワールは「画家のパレットには意味はない．すべては目で決まる」と言っています．目に見えるパレットの色には意味がなくて，目に見えない双方向性の脳の視覚情報処理のことを言っているのではないかと思われます．

　20世紀の最も偉大な画家と言えばピカソです．ピカソの絵は誰もが知っていると思いますが，最初からみなさんが知っているようなキュビズム（いろいろな角度から見た物の形を，一つの画面に描き，立体的な物全体を平面上に表現しようとする試み）ではなく，伝統的な遠近法を用いて描いていました．その技術はすばらしいものであると専門家にも評価されています．しかし，ピカソは「眼が正面に2つあるのに鼻が横向きについているといった複数の視点による人物像」を描くことにこだわりました．異なる複数の視点の導入です．多角的に見れば違って見えると言いたかったのではないでしょうか．これは空間視モジュールを無視した形態視モジュール絵画です．形の認識である側頭連合野を意識したものです．まさに，それまで用いられ続けてきた遠近法による空間視モジュールを重視した頭頂連合野へ至るルートに対抗するように，そのような絵をピカソは描き続けました．

　私たちは生き続け，環境を見続けることによって脳内に視覚表象が蓄積され続けます．「イメージの魔術師」と呼ばれるマグリットは20世紀美術の最も重要な運動の1つであるシュールレアリズムを代表する画家です．彼の代表的な作品に「イメージの裏切り」という絵画があります．その1つが，カンバスにリンゴを描き，そのカンバス内に「これはリンゴではない」という文章を書き込んでいる作品です．脳内に蓄積された視覚記憶への挑戦とも思われる作品です．彼は神経科学的な考察も加えて，この脳内に存在するトップダウン解釈に対して問題提起しました．そう，私たちは，もう「リンゴ」にしか見えない概念化した柔軟性の乏しい脳しかもっていないのです．それは，細部に注意を働かせず，すべて言語で片づける脳です．もっと感覚に素直になる！そんな日も時には必要かもしれません．私たちが思っている以上に脳はもっと柔軟であるはずです．

脳の働きは結び合わせること(4)
側頭連合野

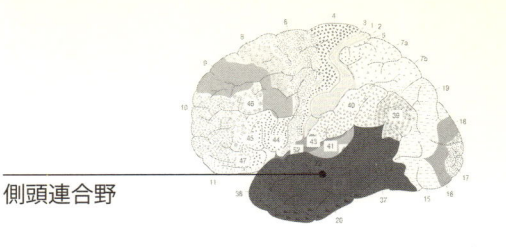

ウサギの目に空気を吹きつけると，反射的にまばたきをします．この吹きつけを音と一緒にすると，最終的には音だけでまばたきをするようになります．これは有名な条件反射です．しかし，小脳に損傷が生じるとウサギはまばたきをしなくなります．条件づけられたまばたきの記憶は小脳にあると言えます．ひとではどうでしょう．乳児に空気を吹きつけると同じように反射が起こります．しかし，大人ではその反射はコントロールすることができますし，ましてや音だけではまばたきは起こりません．これは状況を判断することができる新皮質の連合野のおかげです．ただし，情動が強く喚起された場合，たとえば恐怖体験を想起できるようなものであれば，低位のルート（辺縁系と脳幹系）が先に作動し，反射が起こることがあります．これはひとでもウサギでもネズミでも同じです．

連合野の中でも側頭連合野は高次な視覚情報処理の他に，記憶の中枢として作用します．脳の中のホムンクルスを調べたペンフィールドは側頭葉に電気刺激を与えると，そのひとに鮮明な記憶がよみがえってきたことを報告しています．また，サルの側頭連合野のTE野を取り除くと，前に見た物がどれかを思い出すことができなくなることが明らかにされています．このことから，辺縁系である海馬でつくられた記憶がTE野で蓄えられていることが考えられています．

視覚腹側経路の情報は最終的にTE野へと進行しますが，このTE野は扁桃体と相互に結合していることから，これらの神経経路は本能的行動誘発および意欲・情動の発現に関与し，それため情動記憶がより残りやすいと考えられています．「泣いたり」「笑ったり」といった不安定な想いが記憶に残りやすいのもそのせいです．そして，その記憶は時に鮮明によみがえってきます．また，TE野はTG野を経由します，ここは聴覚連合野に属していますが，同じように扁桃体との結合もみられます．よって，聴覚系の感情表現に関係すると考えられます．音楽が心に響くのもこの経路があるからです．

認知とはいままで生きてきた個人の生活史で蓄えられた内的な記憶と外界との照合過程です．下等な動物が嗅覚を発達させていることは有名ですが，においの記憶をつくりだし，それに基づいて，食べ物を見つけたり，異性を見つけたりしました．ひとではそれは退化していますが，そのような記憶も側頭葉に保存されているようです．また，側頭葉に一次味覚野があるように，味覚の記憶もここで行われています．嗅覚や味覚は生物が陸に上がり，有害物質を識別し，食生活をたくましく営むうえで，重要な記憶のための感覚となりました．何の味かを見分けるのも感覚と記憶の比較照合により成り立ちます．

さて，先ほど紹介した一次視覚野から下側頭葉につながる腹側経路と側頭葉の内側部にある海馬や扁桃体との双方向性の神経回路が発見され，これらの領域に限局した記憶障害が数多く報告されています．しかし，記憶は視覚性のものだけでなく，他の感覚モダリティによるものもあります．からだの感覚による記憶は第二次体性感覚野，味覚や嗅覚は島，空間性の記憶は頭頂連合野が受け持っています．一方，側頭葉では視覚による記憶のみならず，聴覚による記憶も受け持ちます．現在では記憶の貯蔵は1カ所で担っているのでなく，新皮質の要所要所に蓄えられているとされています．

側頭葉には一次聴覚野があることから，聴覚による記憶が蓄えられることもわかります．空気の振動である音は耳から入り，鼓膜を振動させ，その振動は内耳の蝸牛で電気信号に変えられます．その興奮は脳幹である延髄・橋・中脳・間脳内を順次ニューロンを替えて，聴覚伝導路を上行し終脳内の第一次聴覚野で分析されます．左耳から入った音は右に，右耳から入った音は左の一次聴覚野に入ります．ここでは，音の知覚のみならず，振動の差から距離や，音の高低（周波数）を識別します．音を識別している時は，一次聴覚野が活動します．音を識別することはコミュニケーションの手段です．コウモリやイルカがひとには聞くことのできない超音波を使ってコミュニケーションしていることは有名ですが，最近では両生類であるカエルも超音波で会話することが報告されています．これは求愛行動に使われ，音の周波数を識別するカエルには，哺乳類の蝸牛に相当する有毛細胞があり，それが聴覚器であると認識されています．

ひとでは，この音は本能行動のみに使わず，新皮質を発達させ，そして新皮質同士を結ぶ連合線維をつくることで，メロディやリズムを生み出し，音を楽しむ「音楽」をつくりました．音楽は人類の進化に役立ってきたという説があるように，いまなお，原始的な生活をしている

先住民族でも音楽は祭事に欠かせません．音楽を楽しむ（自らが歌う，演奏する）には自分のからだを使います．また，演奏するために道具を生み出してきました．これらを可能にしたのは，運動を司る，そして道具を生み出すための前頭葉や頭頂葉，さらには後頭葉の連合野との相互連絡線維がひとの脳でつくられてきたからです．

集団生活を営むうえでも，他の集団との争いが起こった時も，集団の結束を固めるために，音楽が使われてきました．単純な音でなく，音楽として聴くという脳のシステムは側頭連合野だけでなく，新皮質の連合野が動員され，その働き方は，音楽に好みがあるように，ひとそれぞれで違います．それは個人の脳の育て方，経験が違うからです．個性を生み出す脳，それが連合野です．連合野は学習や記憶に影響を受け，それは生きている環境に準拠するのです．

「男脳と女脳」

解剖書を見ても男性の脳と女性の脳を別々には書いていません．解剖図は中性として描かれています．しかし，漠然としていますが機能面から考えると違う部分もあるのではないかと思ったりもします．古くから，男性は地図を読むのが得意で，空間認知能力に長けていると思われています．また，物事を論理的に考え一本の筋道を見いだすのが得意とも言われます．前者は頭頂連合野と前頭連合野の背側経路で可能となる空間認知能力です．脳の中で地図を組み立てること，たとえば，それは左右反転したり，270度回転したりする心的回転です．女性はよく地図自体を回転したりして，頭の中で回転させず，物そのものを回転させたりします．一方，後者は物事を数学的に考え答えのない抽象的なものを嫌う傾向があります．いわゆる左脳人間の象徴です．一方，女性は知覚速度が速く短期記憶に優れている傾向があり，言葉の豊富さや流暢さに長けている場合が多いと言われています．井戸端会議が女性にあるとか，長電話が女性に多いというのも，その1つです．男性は要件のみで済ましますが女性はいろんな話題が出てきます．この知覚速度が速い，話題が豊富な点と交連線維の関係性が注目されています．実は女性は男性に比べ解剖学的に交連線維である前交連や脳梁線維が太いのです．これにより，左右の脳の情報を行き来させてまんべんなく使っているということが考えられます．会話の際に男性は左脳のみで話し，女性は想像力を膨らますといった右脳も使っているというものです．もちろん，これはあくまでも傾向であり，誰もがそれにそっくり当てはまるわけではありません．しかし，交連線維が太いことには意味がありそうです．

最近になって，女性の脳は共感する能力に長けていると言われています．たとえば，男の子ではヒーローごっこ遊び，女の子ではままごと遊びが行われたりしますが，後者のままごと遊びでは，共同体づくりの共感能力を育みます．仲間をつくる，子育てをするといった基本になるものです．うわさ話も他者に共感する仕組みなのです．女性はヒーローアニメの敵方にも共感してしまいます．それが近年の脳科学で実証されました．一方，男性の脳はシステム化する能力に長けていると言われています．脳をシステムとして無駄なく機能させるという意味です．必要な場所は強め，必要でない場所は弱める，そういった脳のシステム化なのですが，このおかげで文明が進歩したと言われています．道具を理解し，作成し，利用するといったことや，狩猟や追跡を可能にしてきたのもこの脳の働きと言われています．また，近年の商取引や高い専門技術を生み出したのもこの脳の働きです．システム化した脳は孤独にも強いのですが，支配権力をもつくってきました．一方，女性はそのような機械的な思考でなく，感情を読みとるといった心をもっているのです．この背景にはテストステロンという男性ホルモンの分泌が影響しているのではないかという仮説が現在では提唱されています．

いずれにしても，これは傾向です．システム化の強い脳，共感化の強い脳，その両方を個人はもっています．しかし，個人の脳の左右のバランスをあまり意識しすぎてしまうと，ある部分の能力を高め，創造力を生み出す脳の機能を失う可能性があります．時には専門化も大事ですし，時には思いやりも大事です．大事なのはそのような個人を受け入れる社会（社会システム）をつくることではないでしょうか．

脳の働きは結び合わせること (5)
頭頂連合野

頭頂連合野

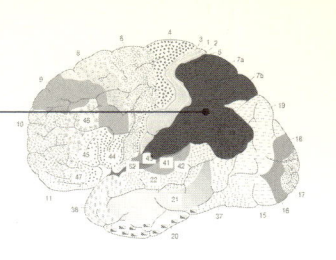

　五感のうち，視覚，嗅覚，味覚，聴覚をみてきましたが，残すところ触覚になりました．生物の進化は外界をとらえる感覚の拡張と統合の歴史と言うことができます．単細胞動物のゾウリムシは，からだの一部をつつかれると，そこから逃げようとします．これは外界からの刺激を感知する触覚が体表面に存在していることを示しています．このように，触覚は原始的な感覚と言えます．触覚は進化の過程においても，からだと脳をつなぐために，生存上，からだに散りばめられた感覚です．

　ひとは哺乳類の中で特に触覚を発達させています．しかし，触覚は食べるものと食べられないものを見分けるといったような生存上欠かせない能力に対しては特に重要な役割を果しているとは思えません．ではなぜでしょうか．まず1つとして，ひとは道具を作り，文明を築いてきた手と脳との関係によって進化上，派生的に発達してきたと考えられています．これは新皮質の機能です．また，ひとは意識の動物と言われるように，触覚は環境と相互作用する時に，情報をつくりだしています．乳児が自分自身のからだを知るためには，自分のからだで自分のからだに触れる過程が必要です．このように，ひとは自らを触ることで，新皮質を発達させ，自分を知り，自分らしさをつくってきたと考えられています．近年，チンパンジーの脳の中にも自分自身が存在していることが明らかにされたように，霊長類の新皮質に一次体性感覚野と一次運動野が隣同士に発生しているのは，触るという運動行為の発達過程とそれに対応した脳の進化過程と言えるでしょう．

　一方，親密さや愛情表現に触覚は使われます．愛を求めたり愛を育むためには，言葉や視覚といった新皮質の連合線維による情報処理経路だけでなく，辺縁系と新皮質の投射線維が必要です．スキンシップという言葉があるように，社会的動物としてのひとは，家族や社会を形成し，それを維持し，互いに絆をつくるために特に進化したのではないかと考えられています．イヌをなでると喜び，サルには仲間同士の毛づくろいがあるように，触覚は仲間同士の絆を深めるために使われています．スキンシップは霊長類に特徴的な心を生み出す役割があると言っていいでしょう．からだからこころが育まれるのです．こころは目には見えない脳の記憶として残り続けます．たとえ愛すべきひとが目の前からいなくなっても，ひとの脳（こころ）の中には生き続けます．

　反射脳を主体として爬虫類のすべての種がすべて同じようなステレオタイプな求愛戦略，そして卵を守るといった行動，そして仲間をつくるなわばり行動を形成してきた一方で，哺乳類は辺縁系を主体とした情動脳を進化させ，記憶をつくることで，求愛の形に多様性を生み出しました．さらに，ひとは理性脳をより発達させることで，予測といった未来の記憶である想像（疑似体験）を新皮質で生み出し，配偶者を選択するという個性をつくったのです．

　原始的なものと言えば，触覚は有害刺激を回避するために反射に使われていますが，この反射も育つ環境の中で学習していくことが報告されているように，脊髄だけでの反射でなく，中枢神経系がシステムとして機能している可能性があります．

　頭頂葉の発達は立体視と捕食の進化過程にみることができます．霊長類では，見ることと手を使って獲物を捕らえることにより，その統合のために視覚野と体性感覚野との間に頭頂連合野が発生してきました．触覚の処理は頭頂葉の第一次感覚野で行われます．ここにはからだの地図（ホムンクルス）があることはすでに述べました．ここで処理されたからだの感覚は頭頂連合野に向けて情報を伝達していきます．動くことで触覚のみならず，筋肉の伸び縮みといった固有感覚が得られます．これらの情報は頭頂連合野に向い，先ほど紹介した視覚の背側経路で処理された空間情報と頭頂間溝で統合され，自分のからだのイメージ（身体像）を脳の中につくっていきます．頭頂間溝周辺は視覚と体性感覚の両方に反応するニューロン（バイモダルニューロン）が発見されています．こうした身体像は頭頂連合野に記憶として蓄えられ，運動のたびにそれを取り出しています．ひとは動くことで身体像をつくっていきます．そして，道具を操作することでその精度を上げてきたのです．

　このようにからだの感覚と運動は密接に関わっており，感覚には運動が，運動には感覚がなくてはなりません．自分を知り，自分を操作するといった機能は学習から生まれます．この学習もからだを介した個人の脳の記憶となります．そして，その記憶は特にひとに優れた予測となり，未来を想像するといった能力になっていくのです．それを可能にしているのが，脳のシステムであり，

それは連合線維，投射線維，交連線維での神経回路網の成熟となります．

「イメージと脳」

　美しい菜の花畑を見なくても，それを見て感動した経験があれば，頭の中でそれを再現できます．記憶を取り出しているのですが，この取り出す手続きで脳は菜の花を見ている時と同じように活動します．何かを見て認知するという場合，脳の視覚野や側頭連合野，頭頂連合野が働きます．頭の中でそれをイメージするとそれと同じ場所が働くのです．つまり，実際の感覚を情報処理している時と，それをイメージしている時の脳の活動には等価性があるということです．さらにイメージは改変することができます．青のドラえもんをピンク色に変えることもできるでしょう．イメージは脳の中でいかようにもつくりかえられるのです．想像性を生み出す力ですが，時に妄想を生み出すこともあります．心の感覚といったところでしょうか．

　これは感覚だけでなく，運動にもあります．運動をイメージすることを運動イメージと言います．運動イメージには，マラソンの際にゴールのテープを切る時にイメージするといった映像をイメージする視覚優位なものと，第3コーナーを回る時のふくらはぎの筋肉の力の入り具合をイメージするといった体性感覚優位なものがあります．狭義の運動イメージは後者を指します．優れたスポーツ選手は後者が特に優れています．これは私たちの日常生活にもあります．やわらかい紙コップを掴む時には，自然と硬い陶器のコップよりも「やわらかく」掴んでいます．この「やわらかい」という感じが運動イメージなのです．脳の中の内言語化と同じで，運動イメージはまさに行為のシミュレーションなのです．

　最近になって，ブレイン＝コンピュータ・インターフェースの実用化が試みられています．これは，四肢の自由のきかないひとの大脳の運動連合野に電極を並べたチップを配置し，その電極が拾った電気信号がパソコンを操作したり，テレビを操作したりするのです．これにより義手を動かす開発も進んできました．こうした技術開発も行為のシミュレーション能力である運動イメージ研究の成果なのです．

脳の働きは結び合わせること(6)
前頭連合野と辺縁系

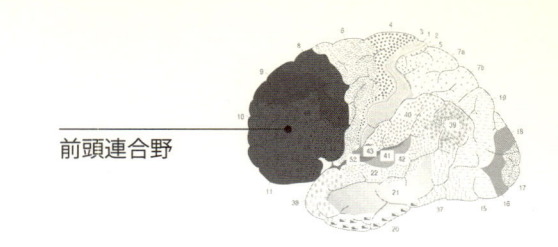

前頭連合野

　問題解決のためには，記憶を引き出し，未来を想像しないといけません．この記憶を引き出す役割をもっているのが前頭連合野です．終脳の中でも，前頭連合野は霊長類で発達し，特にひとでは新皮質を占める割合が大きいのです．記憶を引き出す能力を知能と呼びます．

　現在の脳科学の展開はめざましく，知・情・意の心理複合体である「心」の問題が重要な研究課題となっています．従来の考え方に従えば，「知」は大脳新皮質・海馬，「情」は扁桃体・視床下部，「意」は帯状回・側坐核に関係すると言われています．なかでも「知」をつくるために重要な新皮質が前頭連合野です．なぜなら，何かについての思考や創造をする時に特にその場所が働くことがわかったからです．また従来から，人格形成のための重要な部位とは知られていましたが，最近の脳イメージング研究によって，人間らしい他者への思いやりの気持ちを発生させる場所と認識されるようになりました．

　前頭連合野は理性脳の象徴です．言語的，論理的，意識的，予測的，計画的，未来的，思考を伴った行動，そ

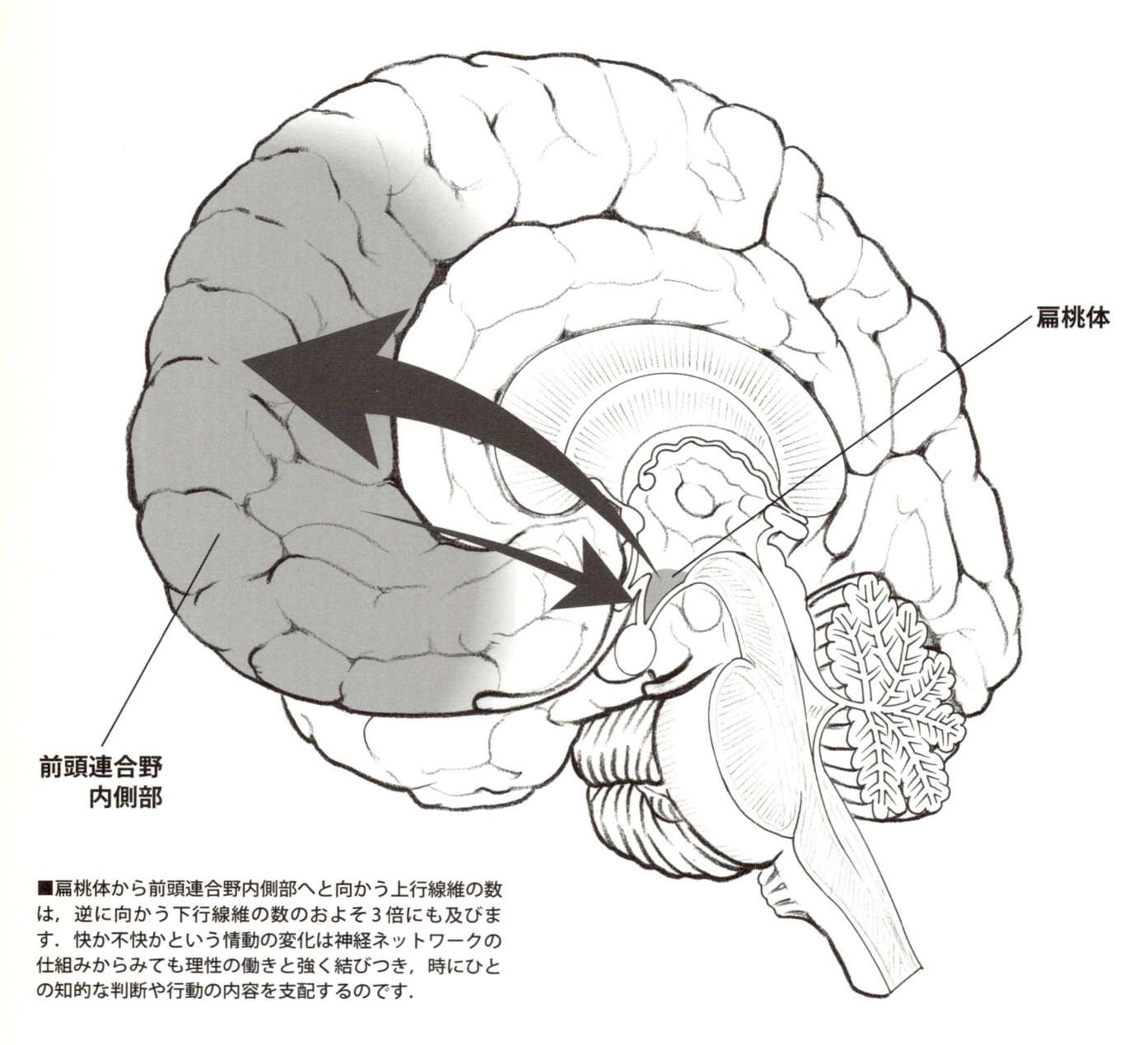

扁桃体

前頭連合野
内側部

■扁桃体から前頭連合野内側部へと向かう上行線維の数は，逆に向かう下行線維の数のおよそ3倍にも及びます．快か不快かという情動の変化は神経ネットワークの仕組みからみても理性の働きと強く結びつき，時にひとの知的な判断や行動の内容を支配するのです．

して自意識の生成，これらは，ひとの種の記憶では，社会生活を発明した新石器時代から芽生えたと考えられています．これは社会環境のコミュニケーションとして，個体発生的に獲得した行動パターンが世代を越えて安定するための思考を伴った行動の伝達であり，霊長類にもちえたものです．一方，個の記憶としては，現代人における子どもが言葉を覚える頃から芽生えます．ひとの言葉は，昆虫にももちうる単純な種の本能的コミュニケーションのためでなく，自意識をもち，選択性をもった自由かつ論理的思考を発展させるための心理的道具であり，その生成は特に理性脳の象徴である前頭連合野を育んでいきます．ここは生後，かなりの期間にわたって発育を続ける場所ですから，環境に特に影響を受けるわけです．

　ひとの前頭連合野は新皮質の中で占める割合が最も大きいです．霊長類までの生物では，辺縁系を中心に情動脳を使って選択性をもたらせてきましたが，前頭連合野はそれをコントロールすることで多様性を生み出してきました．情動脳である帯状回，海馬傍回を介した海馬，扁桃体は前頭連合野と強く結ばれています．理性脳は情動脳に結びつき進化してきました．理性脳だけあっても本能的に感じなくなれば種の保存に支障をきたします．一方，情動脳だけあっても社会的な善悪の判断ができなくなります．

　哺乳類では認知的に体験した出来事の記憶や情動を付与します．これは海馬や扁桃体の役割です．扁桃体ではその経験が快いか，不快か，そして繰り返すべきか，避けるべきかを評価します．一方，海馬はいつどこでだれとなにを経験したかを記憶に書き込みます．前頭連合野はこれらの情報を統合して処理し，最終的に私の行動を決めるところです．このように，辺縁系の働きに対して社会的，文化的な基準を参照しながら判断し，時にはそれを抑えるように指示します．これはフロイトの言う精神医学的解釈である本能的で快楽追求のイド（辺縁系）を，社会性をもつエゴ，そして宗教的規範をもつスーパーエゴ（前頭葉）が抑制するという働きです．前頭連合野はいわば，司令塔の役割です．薬物やアルコール依存や，「キレる」という行動は，この司令塔を失い，脳のシステムが無秩序になった状態で，辺縁系が暴動を起こしている状態です．辺縁系は生物が危険回避など「たくましく」生きていくためにはなくてはならない場所ですが，それを上手く活かすために，辺縁系から前頭連合野に向かうルートがあり，ここで情動が感覚となり，豊かな感情や論理的な認知が融合されるのです．ここを失うとステレオタイプな行動しかとれなくなります．しかし，ひとにおいても扁桃体から前頭連合野に上行する線維は数多いのですが，逆に下行する線維は少なく，情動が理性に勝つこともしばしばあるのです．

　ひとの場合は生物学的な価値から離れて，社会的な価値や文化的価値に基づいて行動をとるのも，この理性脳の象徴のおかげです．ひとは長い進化の過程で，社会を形成し，文化を築き，そしてそれを子孫に伝え，子孫はさらによりよく暮らしていくために，新たな創造を生み出してきました．現代人では，嫌でも仕事や学校に行ったり，苦しくても耐えて，自分を成長させようと前向きになったりするのも，この脳のおかげです．結婚制度があるのもそうです．その究極な形が，ひとの社会には宗教が存在していることでしょう．

　ひとが自分自身の将来に不安になるのも，こうした辺縁系と前頭葉のルートが機能しているからです．不安は過去の記憶と未来の予測からつくられます．将来について悩むといったことは，ひとらしい脳の機能で，悩み多きひとは，このルートを活性化していることですから，記憶がどんどんつくられていきます．その経験が実は前頭連合野を育んでいるのです．

脳の働きは結び合わせること(7)
前頭連合野と他の連合野

　前頭連合野は辺縁系と結ばれ，投射線維をつくることで，系統発生，個体発生の両方で脳に深みをもたらせました．その一方で，脳に広がりをもたらせるためには，新皮質の他の連合野と結ばれることが必要になります．連合野同士を結ぶ神経線維を連合線維と呼びます．

　前頭連合野は背外側部と腹側部に区分されます．腹側部，あるいは内側部は人格や他人の心を推測する機能をもちます．ここは情動のコントロールや感情の喚起を担うため，辺縁系との関係が密です．一方，背外側部は連合野における各種の認知機能を駆使して構築した心的世界に基づき，外界に対する適応行動を生み出す場所です．そのため他の新皮質からの神経回路網が密になります．

　この機能は，頭頂連合野や側頭連合野で情報の解析が行われ，知覚した後，それに基づき，自分にとって必要な情報を選択し，それを一次的に保持しながら操作し，次の行動にふさわしい答え（ふるまいの想像）を出す精神・思考活動です．この脳の機能をワーキングメモリ（作業記憶）と呼びます．この認知機能のおかげで，刻々と変化する環境（空間と時間）にも対応し，目先の仕事を順序よくこなすことができるのです．このように，他の連合野で統合された情報を使い，それを操作する機能を前頭連合野はもっています．

　新皮質の中で，ひとで特に増大したのは前頭連合野です．新皮質全体に対する前頭連合野の比率は，ひとで29％，チンパンジーで17％，ニホンザルの仲間のアカゲザルで11％と言われています．このように，チンパンジーと比べても，ひとの脳は特に前頭葉下部の領域が拡大しています．なかでも運動性言語野とその周辺に拡大を認め，これは言語を用いたコミュニケーション機能

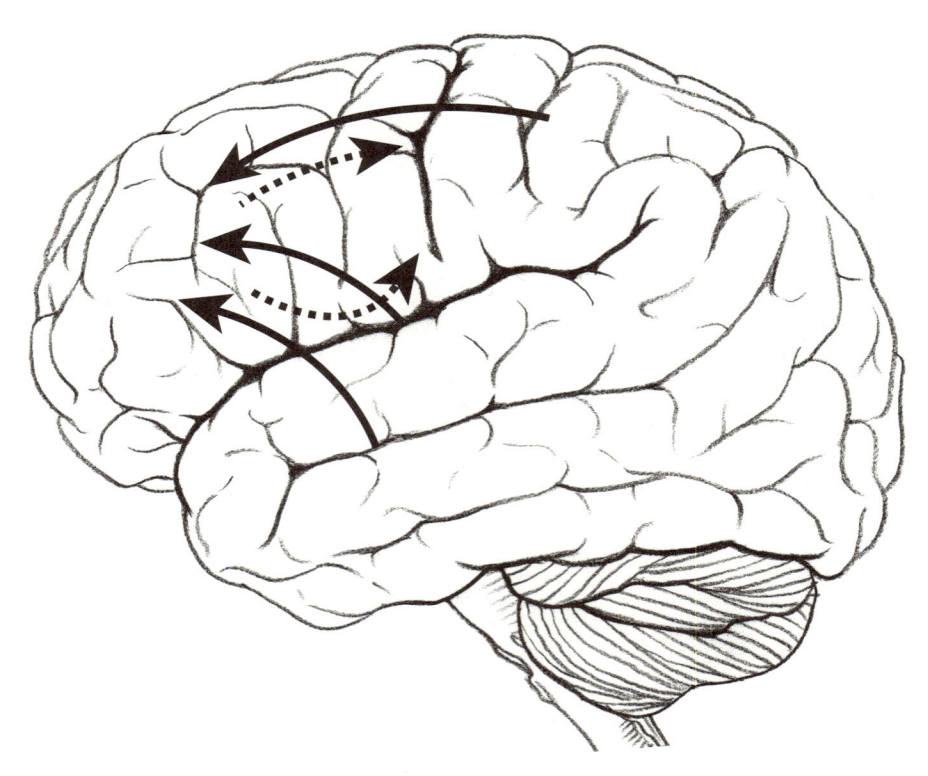

■各連合野同士の結びつき
実線：側頭連合野，頭頂連合野から前頭連合野に向かう求心性情報．
破線：前頭連合野から運動関連領野に向かう遠心性出力（前頭連合野によるプランニング→運動前野による運動プログラム→一次運動野による運動指令）．

の進化に基づいています．相手と話す過程は，相手の話した言葉を知覚し，一次的に記憶し，その記憶を自らの脳の中にある過去の記憶と照合しながら，次に自らの話す言葉を企画し，その発語の強さなどを調整（運動の企画）し，最終的に筋肉を収縮させて，言葉として相手に伝えるというものです．この一連の流れには，連合野同士の双方向の連結が重要なのです．

前頭連合野は側頭連合野と頭頂連合野から入力線維を受けることから，連合野の中の連合野とも呼ばれています．側頭連合野や頭頂連合野から入力を受けるということは，視覚，聴覚，体性感覚などの感覚情報を受け取っていることになります．その中で背外側部には，さまざまな種類の感覚情報が，他の連合野で処理され，統合された後に入り，それに基づいてワーキングメモリを作動させます．

一方，前頭連合野は同じ前頭葉で運動を企画する場所の前運動野（運動前野や補足運動野）に出力します．行動の企画はワーキングメモリ機能を通して，前頭連合野で行われますが，その具体的な運動，たとえば，鉛筆を握るためにどのような筋肉を使って，どの程度の力を出すかの企画は前運動野で行われます．前運動野での運動の企画は，頭頂連合野で行われた情報処理と側頭連合野で行われた情報処理を前頭連合野で統合し，行動の企画がなされた後に行われます．

前運動野の企画に基づいて，それに連合している一次運動野が，その後，投射線維を使って脊髄などを経由して筋肉に「収縮しなさい」という運動指令を出して運動が起こるのです．

このように，前頭連合野は他の連合野からの認知を連合線維から，そして，辺縁系からの情動を投射線維から，情報として受け，自分自身に必要な情報をその中から選択し，思考し，判断し，行動に変換するという，まさに自己意識や人生設計に関与しているのです．

「ツーソン会議」

　ツーソンはアリゾナ州南部に位置している町です．ここで1994年から偶数年にツーソン会議（Tucson Conferences）といって「意識の研究は科学になりうるか」という問いが議論されています．ツーソン会議には，脳・神経科学，生物学，人類学，心理学，哲学，物理学，認知科学，コンピュータ科学，伝統芸能，芸術，薬学など，あらゆる分野の学者が集まっています．人間になぜ意識があるのか？自分の行動を意識し，自分が意識をもつということを意識するのか？といった従来の手続きの科学では解明できない問題（ハードプロブレム）について世界中から学者が集まり議論しています．この会議の焦点は一貫して心の現象における一人称視点と三人称視点の議論です．主観的体験としての私の意識（一人称的意識）は，脳を機能局在として断片化して分析する視点ではとらえることができません．内省的な自己意識を研究するためには，科学者だけでなく芸術家の視点も大変重要と考え，このような学際的な会議が開かれるようになったのです．

　人間である私（たち）が人間である私（たち）自身を研究の対象にするという「自己言及」は約15000年前の旧石器時代のクロマニョン人によるラスコー洞窟画にさかのぼることができます．洞窟の側面や天井には馬ややぎなどの動物が描かれていますが，刻印した手形が約500点もありました．これは自分自身の存在を知るという手続きでもあり，その存在を後世に残すという自己の意識の現れと考えられます．この自己の考え方は自分の姿（からだ）が自分自身であるという視点です．

　紀元前の古代ギリシア時代の医師であるヒポクラテスは「心の働きは脳と関連している」と述べているように，脳が心の本態ではないかと考えていました．現にてんかんは神の仕業でなく，脳の病気と言っています．しかし，当時はアリストテレスのように知性（こころ）は心臓にあると言った人も多かったのも事実です．

　こうした意識や心を科学の対象としたのがフランスの哲学者のルネ・デカルトです．彼はそれまでの科学を批判的に思考し続けたのですが，唯一疑うことができないのが自分自身であるということに気づき，有名な「我思う，ゆえに我あり」と発言したのです．デカルトは，私が存在するためには肉体も必要ないと，心とからだは別物だという「心身二元論」を唱えました．一方，現代人にとって「自己」とは心を指し，それは姿のように目に見えるものではなく複雑なのですが，その心は自分自身のからだ（姿）によってつくられてきた経緯（経験）を考えると，私自身は私自身のからだということになります．心とからだは同じである「心身一元論」というものです．

　いずれにしても，現代科学でのぞんでも私自身の「意識」という対象は解明できないやっかいなもので，世界中の学者がその謎の解明に力を注いでいます．「コンピュータに心が宿るか」や「人間に自由意志はあるのか」という視点もその1つです．そうした「意識」や「心」を議論する会議がツーソン会議です．

「マクリーン風"息念の法"」
　本書の最初に紹介したポール・D・マクリーンによる著書の中で，訳者の法橋氏がとても面白い逸話を紹介されています．自分の両手を使ってすぐにできるエクササイズです．

　「マクリーンは日本語訳を引き受けた脳の専門家ではない私に次のような脳の一分間レッスンをしてくれた．先ず二つの手で握りこぶしをつくり，親指を揃える形に両こぶしを合わせる．これが自分の大脳左右両半球の大体の大きさである．親指の方が前頭，つけ根の方が後頭，親指や手の甲など外からみえるところが大脳新皮質（理性脳），握って折り畳んだ四本指の部分が大脳辺縁系（情動脳），四本指が隠して外から覗けない掌の中心部分が大脳基底核（反射脳）である．…（略）…マクリーンは時々両手のこぶしを合わせ，息をできるだけゆっくり吐きながら，大脳新皮質から辺縁系に，辺縁系から基底核に意識を沈めていく．まず外からみえる大脳新皮質から社会生活と言語を発明して地球上に生命圏を拡大した新石器時代人の自分に想いをいたす．次に新皮質に隠された辺縁系から洞穴単位の家族生活を発明して人間の情動を育てた無口な旧石器時代人を，最後に辺縁系に包まれた基底核からはライフスタイルを定型化して日々の安心立命を得たいと願う爬虫類時代の孤独な自分をイメージする．息を全部吐き出したら今度は息をできるだけゆっくり吸って少しずつ甦り，宇宙のなかに生かされていた自分に気づく．マクリーン風息念の法である．」

　　　ポール・D・マクリーン（法橋　登　編訳・解説）『三つの脳の進化〜反射脳・情動脳・理性脳と「人間らしさ」の起源』，工作舎，1994年，pp309-311．許可を得て転載．一部省略．

まとめ

　大脳新皮質の発生，そしてその発達は生物の進化そのものです．新皮質は一番進化した知能が集まっている場所です．それは，外界から起こる感覚を情報としてとらえ，内界である自らの脳の中の記憶と照合しながらつなぎ合わせ，私たちの周りの世界で何が起こっているかを知るための脳の機能です．問題解決のためにつなぎ合わされた情報を思考し，自分のその時々の気持ち（情動）をも合わせて，目に見えない意識，精神，感情，そして想像をつくり，それに従って目に見える形の行動や言動をつくっています．

　生物の進化過程は，脳の「結び合わせる」能力を発達させることだったのです．脳にはそれぞれに機能が特化されていますが，別々に機能しているのではありません．この結合性ということが，脳において非常に重要なのです．網の目のように入り組んだ神経回路網で上下の脳（脳幹—辺縁系—新皮質）が密接に結びつき，それによって，後脳，中脳，前脳が双方向に手をつなぎ合い，連絡することができるのです．心とからだが一体になっているのもこの脳のお互いの結びつきによるものです．

　脳の進化は，この結合の密度です．それは脳の深みと広がりです．僕たちの脳の深みと広がりは，生物の記憶の世界（進化），そして個人の記憶の世界（成長）の証なのです．私自身の今もっている脳には，祖先，そのまた昔の哺乳類，そして大昔の生物の起源がぎっしりと詰まっています．その詰まった証が脳の深み（脳幹の上に辺縁系，辺縁系の上に新皮質を増改築してきた歴史）なのです．一方，私自身の今もっている脳には，私自身の人生の記憶，両親や親戚，友人や恩師などの記憶が相乗してぎっしりと詰まっています．それは私個人の記憶で，私自身で新皮質の連合野同士や新皮質と辺縁系の各領域を紡いできた，私にしかもちえない脳の広がりなのです．

　ゆっくりと瞳を閉じてみてください．もしいろんな記憶が走馬燈のようによみがえってきたのなら，それはまぎれもなく，私の脳の中の記憶です．それは今までの経験，この世に生を与えられ生きてきた「証」です．いろんなひとが現れてきたのなら，独りで生きてきたのではないことが感じられたのではないでしょうか．そう，気づいたことは独りじゃないということです．それこそが，脳に刻んできた「しるし」なのです．脳を学ぶということは，それに気づかせてくれます．

ここから6ページ分には，本書で使った脳のイラストのうち基本的な概観を描いたものを並べました．薄く印刷してありますから，これを鉛筆，あるいは指でなぞりながら，イメージの中で脳の形を描いてみて下さい．

　それぞれのイラストの下には，「想像してほしいこと」として，いくつか質問を並べました．ためしに，イラストをなぞりながらそれらの質問の答えを想像してみて下さい．

　さらに続いて，脳の紙工作を付録につけました．作り方を参考に楽しんで下さい．

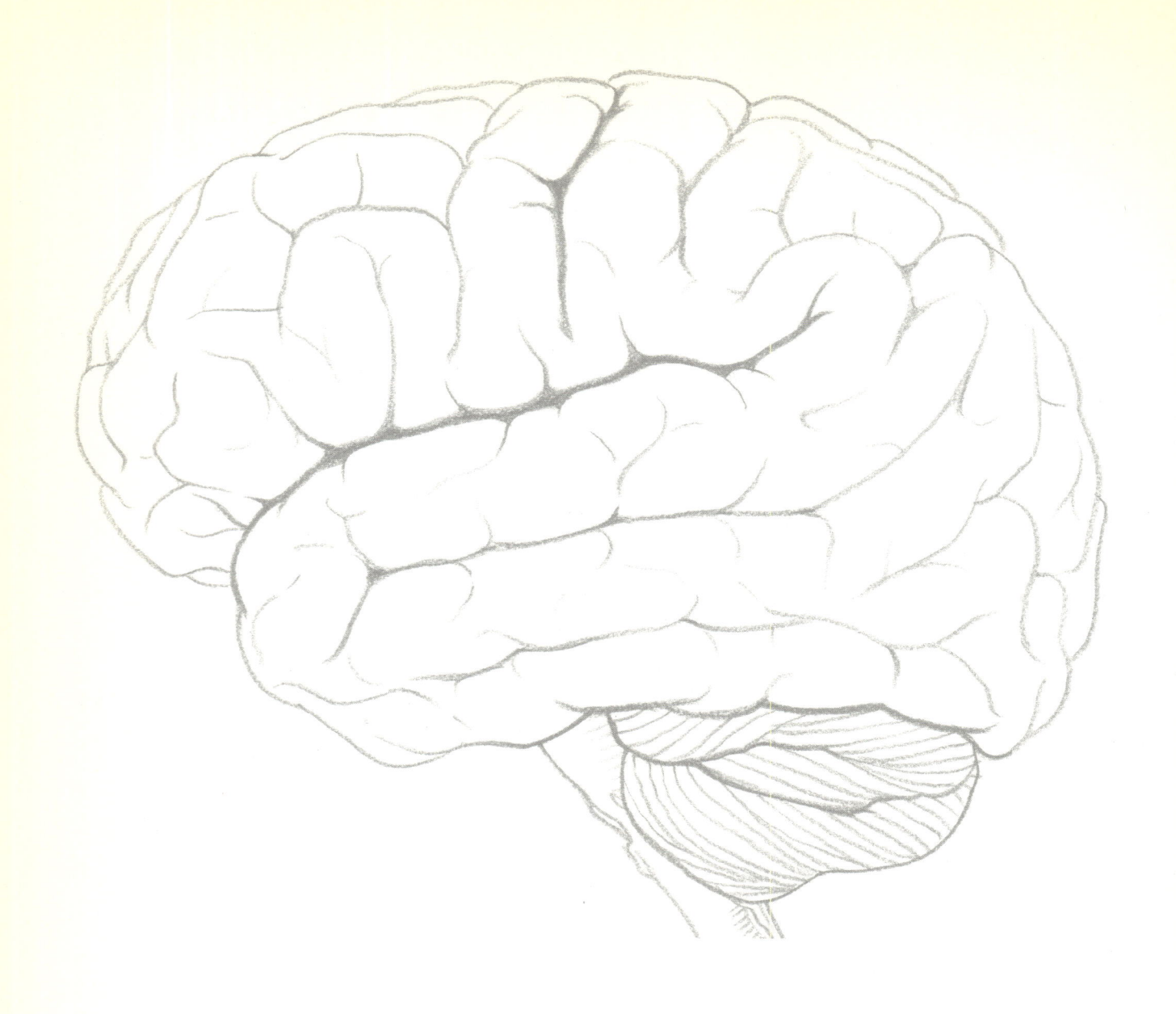

横から見た脳

＊想像してほしいこと
・脳にはなぜこんなにしわが多いのだろう？
・前頭葉，側頭葉，頭頂葉，後頭葉はどこだろう？
・ひとの大脳新皮質はなぜこんなに大きくなったのだろう？
・運動ホムンクルスと感覚ホムンクルスはどのあたりにあるのだろう？
・五感を情報処理する場所はどのあたりだろう？
・運動性言語野はどこにあるのだろう？
・視覚情報はどのような経路で処理されるのだろう？
・運動（筋肉の収縮）のための遠心性出力はどのように流れるのだろう？

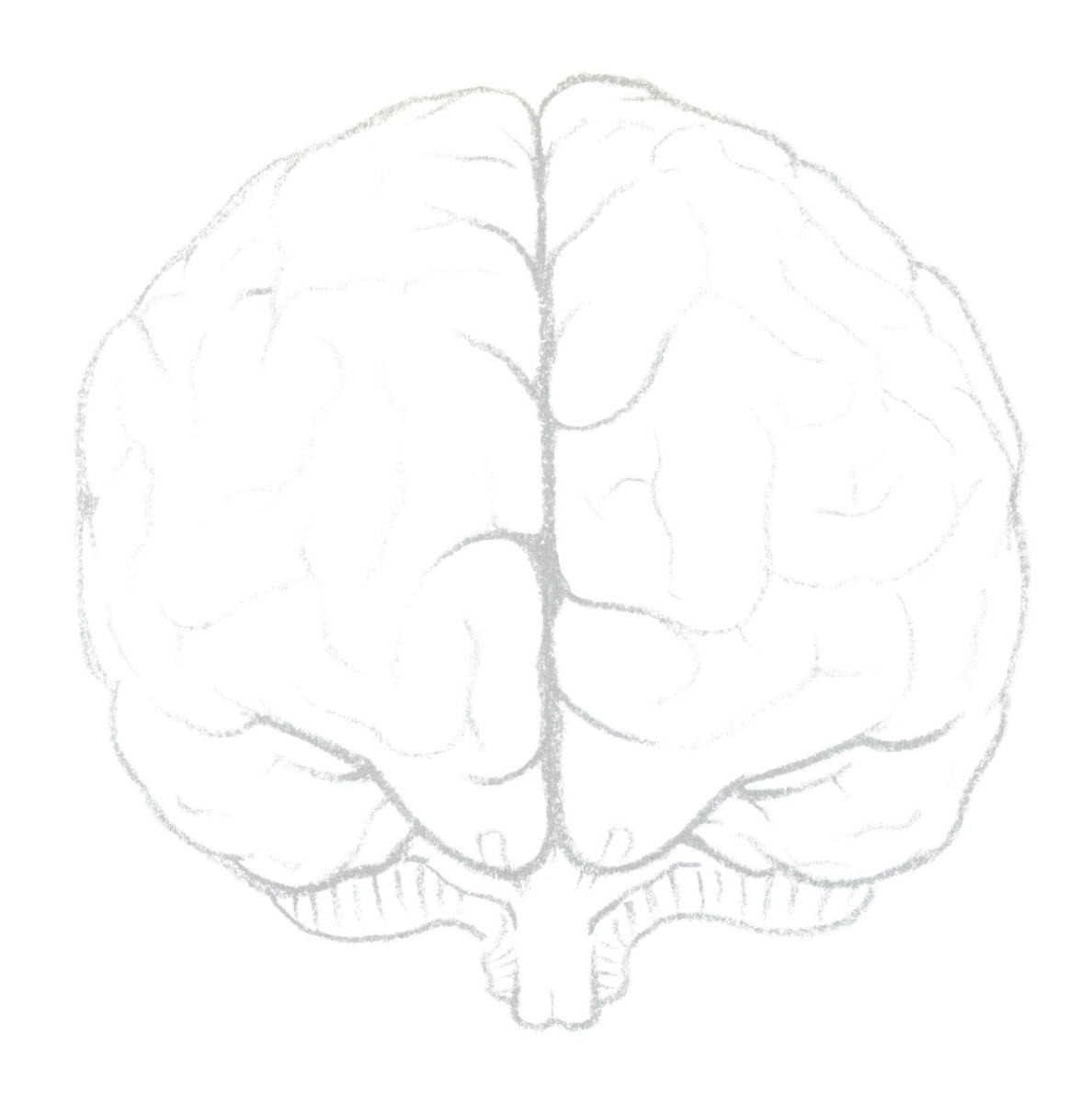

正面から見た脳

＊想像してほしいこと
・脳はなぜ左右半球に分かれているのだろう？
・左半球（理性脳）と右半球（感性脳）が脳梁の強い結合でバランスをとっている様子を想像してみよう．
・あなたに向き合ったこの他人の脳が，あなたに共感している時には（たとえば，あなたにほほ笑みを返している時には），どのあたりが活発に働いているのだろう？
・計算したり，音読したりしている際には，どのあたりが活発に働いているのだろう？

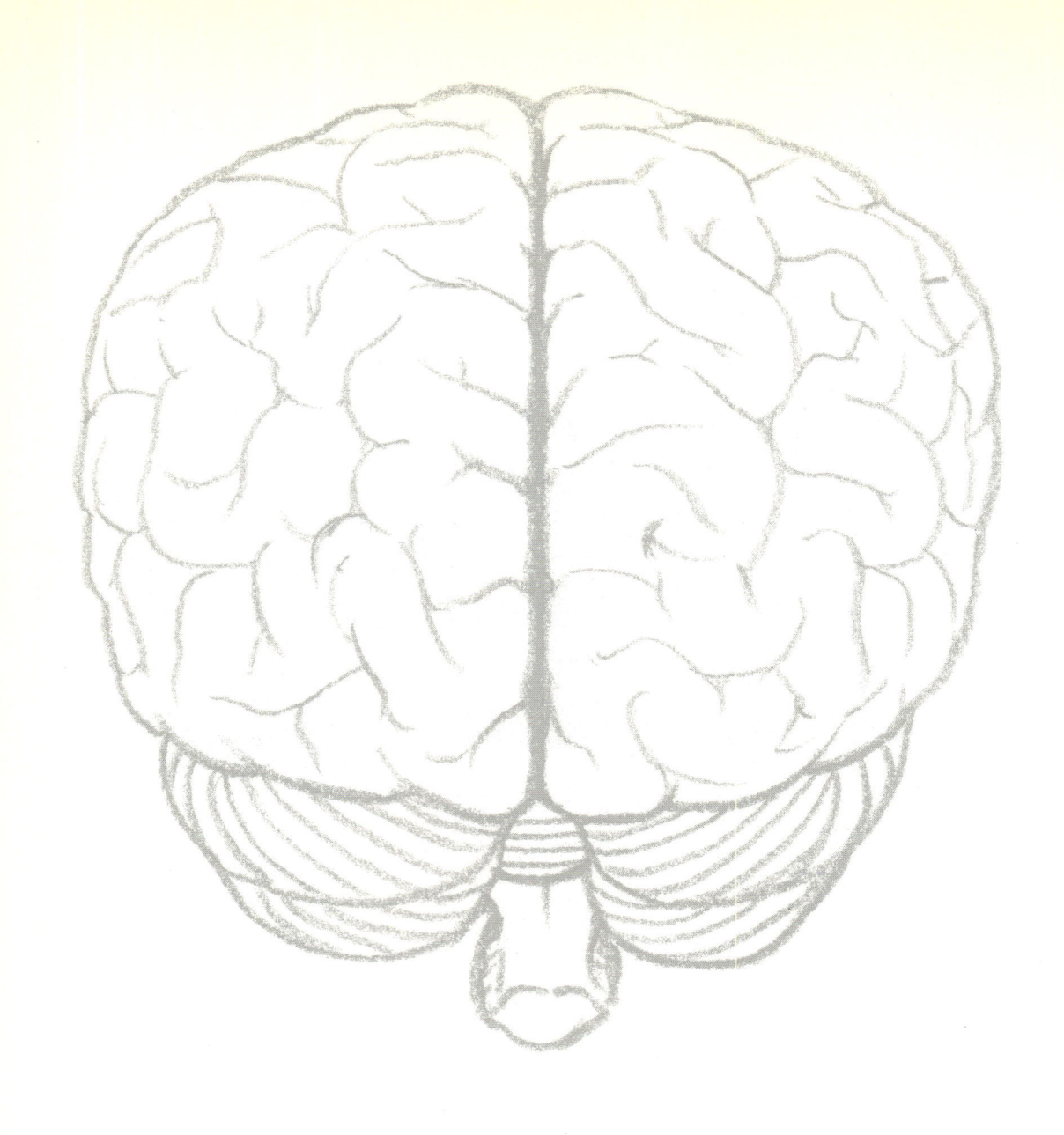

後ろから見た脳

*想像してほしいこと
・目の前の道具やひとの顔を見た時，どのあたりが真っ先に活動するのだろう？
・目の前の物体を見ている時，その物体の方向や距離感，また，その物体の大きさを認識する際には，どのあたりが順序よく働いているのだろう？
・目の前の物体を見ている時，その物体の色や形を認識する際には，どのあたりが順序よく働いているのだろう？

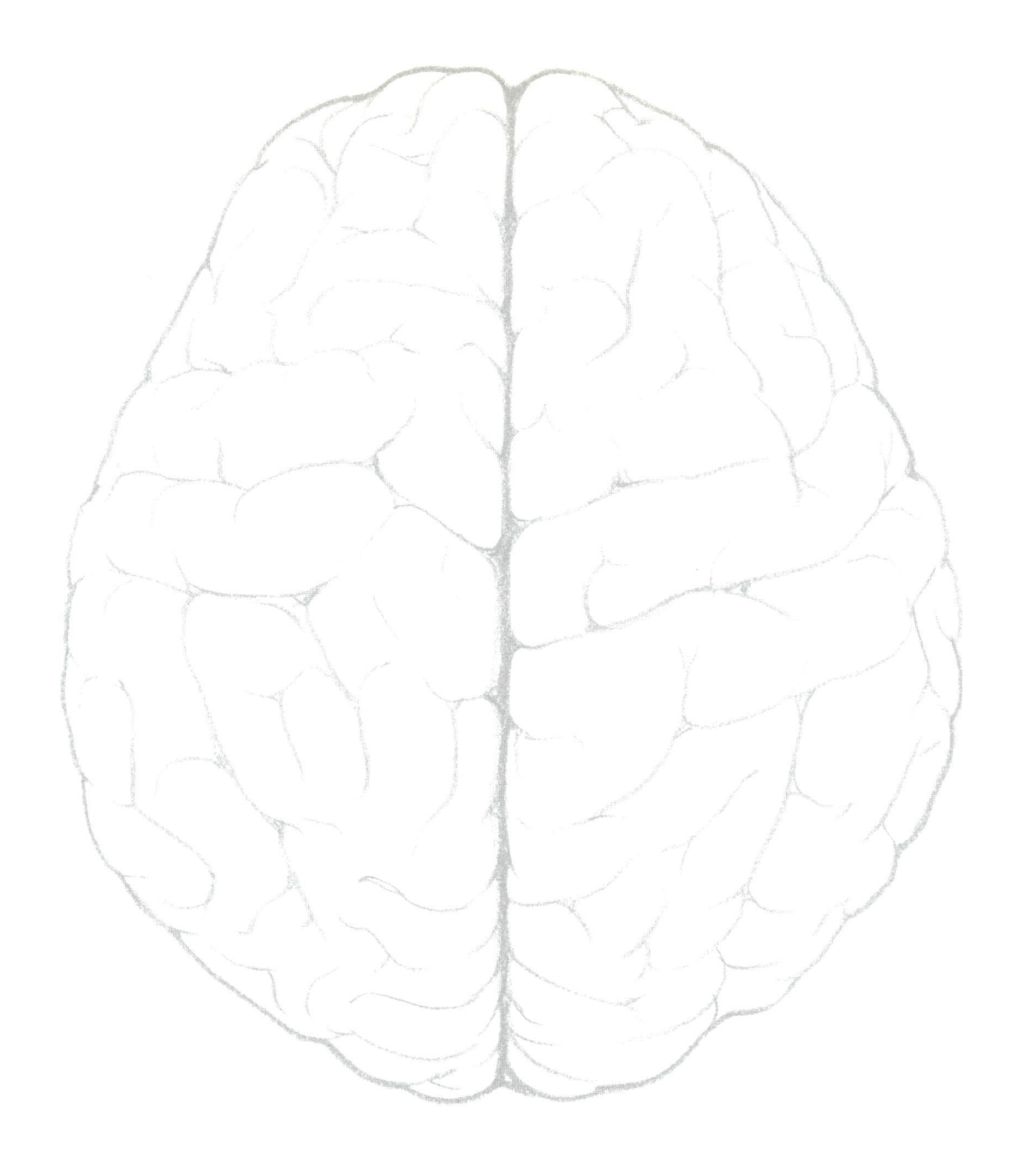

真上から見た脳

＊想像してほしいこと
・前頭葉，側頭葉，頭頂葉，後頭葉はどこだろう？
・中心溝（ローランド溝）はどのあたりだろう？
・運動ホムンクルスと感覚ホムンクルスはどのあたりにあるのだろう？
・これがあなたの脳だとしたら，利き手で道具を操作している際には，どのあたりが順序よく働いているのだろう？
・この脳を見下ろすようにして，大脳新皮質の頂点から大脳辺縁系，そして脳幹底部への深みを想像してみよう．

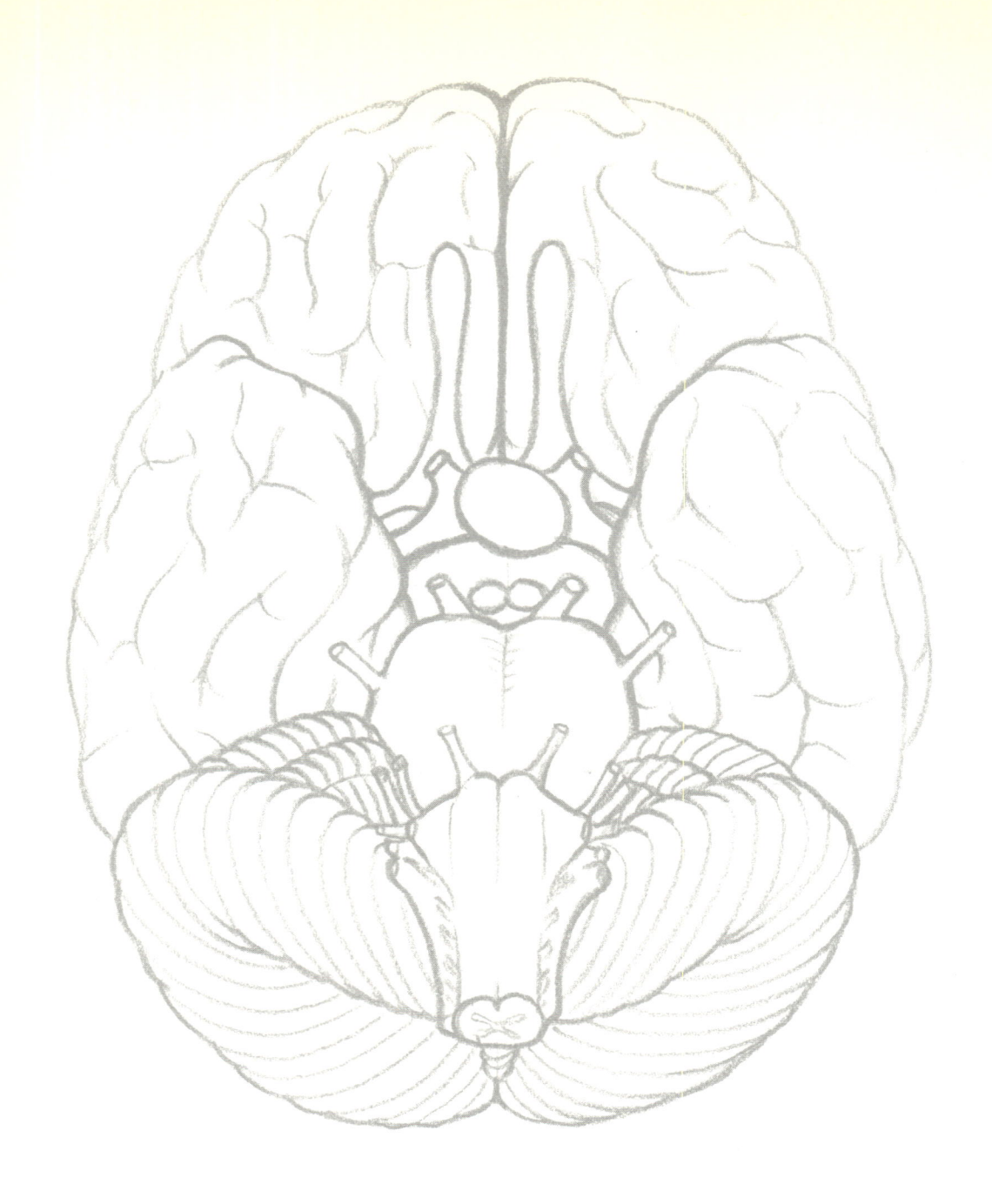

真下から見た脳

＊想像してほしいこと
・鼻の奥にある臭球はどこだろう？
・小脳の左右半球，そして小脳の中心部である虫部の働きはなんだろう？
・小脳と脳幹の位置関係を立体的に想像してみよう．
・脳幹部分を構成する延髄，橋，中脳の位置関係を立体的に想像してみよう．
・脳幹→中脳→大脳新皮質へと拡張されていった神経管の分化・組織化の流れ（進化の歩み）を想像してみよう．
・この脳を見上げるようにして，脳幹底部から大脳辺縁系，そして大脳新皮質への拡がりを想像してみよう．

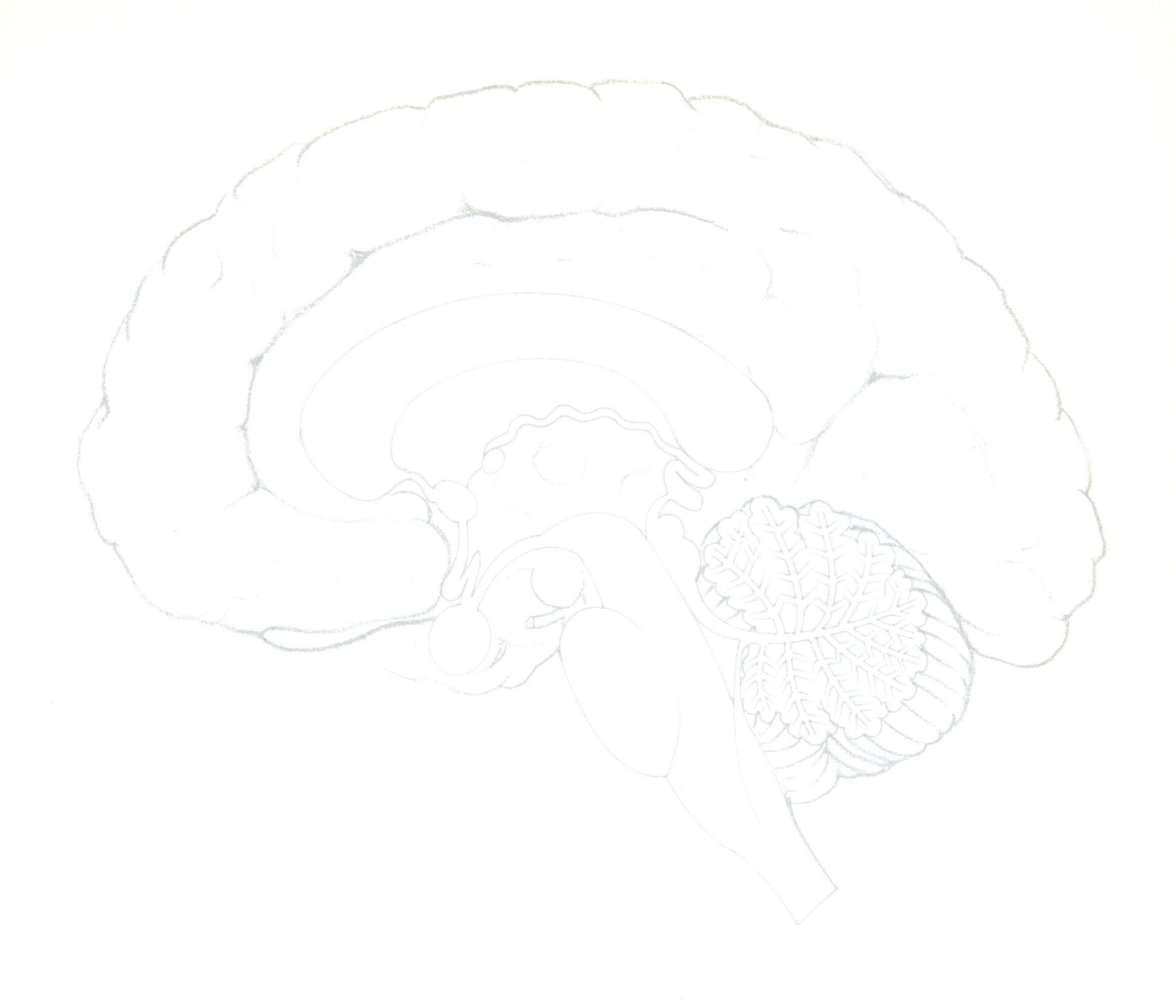

脳の断面（見ているのは右半球の内側）

＊想像してほしいこと
・理性脳，情動脳，反射脳と言われているのはどこだろう？
・発生初期から神経管が分化していく過程を想像してみよう．
・魚類，爬虫類，そしてひとの前脳，中脳，後脳の形を想像してみよう．
・左右半球をつないでいる脳梁線維はどこだろう？
・視床はどこだろう．そしてその働きはなんだろう？
・大脳辺縁系はどのあたりだろう．そしてその働きはなんだろう？
・なぜ扁桃体と海馬の働きは大切なんだろう？
・大脳辺縁系と大脳新皮質の神経結合は，なぜ「本能と理性とのせめぎ合い」と呼ばれるのだろう？

「脳を作ってみよう」

紙で脳を作ってみましょう．完成すると，左右半球で2分割できるモデルになります．そして，できあがったモデルを両手のひらの上にのせ，目を閉じ，イメージの中で少しずつそのモデルに「重さ」を与えていって下さい．実際の脳の重量は，大人でおよそ1,300gと言われています．生まれた時には400gほどしかない脳が10歳くらいには大人と変わらない重さになります．脳の重さについて，エミリー・ディキンソンというアメリカの詩人が「脳はちょうど神の重さ（The brain is just the weight of God）」と表現しています．彼女が詩にしたこの「重さ」とは，物体を重量計で計るような重さのことではなく，ひとの想像力がつくりだす重さのことです．ひとの脳は，意味づけの度合いを重さとして想像し，実際にそれを感じることもできるのです．

【組み立ての約束ごと】

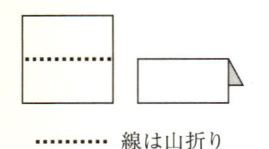

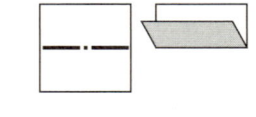

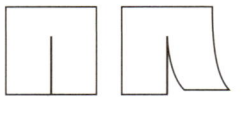

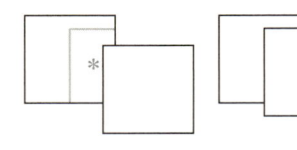

.... 線は山折り
—·—·— 線は谷折り
黒線は切り込みを入れます．
＊ 印はのりしろ，青線は貼り合わせのガイドです．

【工作に用意するもの】

- はさみ（カッターナイフ）
- ボンド（木工用接着剤）
- ピンセット
- 鉛筆
- つまようじ
- 定規
- カッターマットなど
- 鉄筆など先のとがったもの（書けなくなったボールペンなど）

【組み立てのポイント】

- ボンドは図のように，つまようじなどを使ってうすくのばしてつけましょう．（たくさんつけ過ぎると乾きが遅くなります．）
- 折り線の上を鉄筆や書けなくなったボールペンなどでなぞって，折りぐせをつけておきましょう．形が作りやすくなります．
- 輪郭線にそって切り抜きます．説明をよく読んで，ゆっくりとていねいに番号順に組み立てましょう．
- 紙にまるみをつけながらのりしろをはりあわせ，形をつくります．
- のりづけの前に仮組をして，しっかりとくせ付けをしておくと，きれいにできます．

【作り方のコツ】きれいに工作を仕上げるために

【鉄筆で折り線をなぞる】

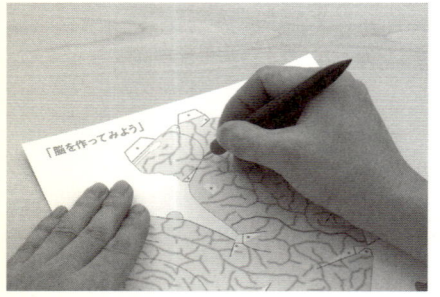

型紙を切り離す前に，鉄筆や書けなくなったボールペンなどで，型紙にかいてある折り線をなぞって折りぐせをつけておきましょう．こうしておくと，あとできれいに折り曲げることが出来ます．
なぞるのは山折り線も谷折り線も表からでかまいません．

【裏に番号を書いておく】

切り離したあとでも部品の番号がわかるように，裏に番号を書いておきましょう．

【紙をしごく】

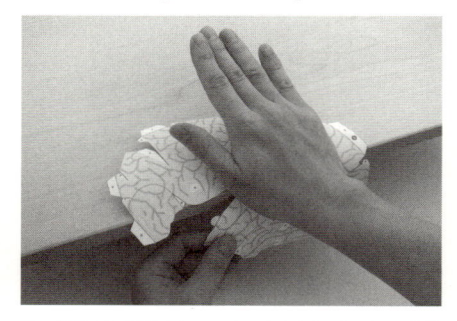

机の端などに型紙をあてて，こするようにしごいてください．こうすることによって自然に紙にまるみがついてまるく仕上げることが出来ます．
のりづけなどもよりいっそう楽になりますよ．

【折り線】

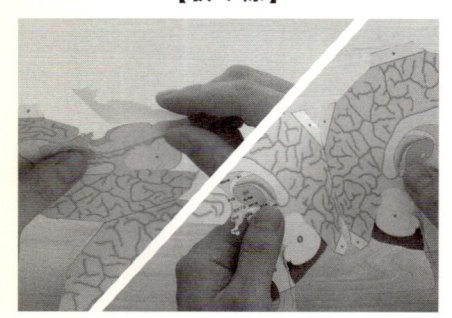

.... 線は，山に折る線です．
—·—·— 線は，谷に折る線です．

【のりをつける】

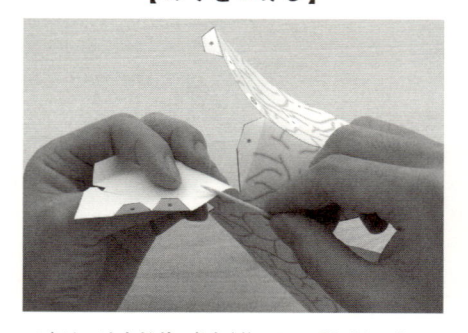

のりはつけすぎず，うすく均一にのばしましょう．
のりしろを貼り合わせる紙の裏側にのりを塗るのがポイントです．こうするとのりしろからのりがはみ出ることなく，きれいに仕上がりますよ．

【のりしろを貼り合わせる】

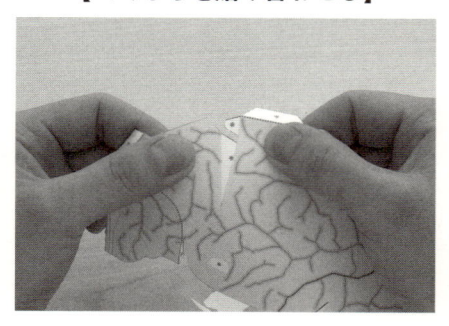

洋服のタックをよせるようにして順番に貼り合わせていきましょう．のりが乾くまで少しの間，しっかりと持って押さえていてくださいね．

「脳の作り方」

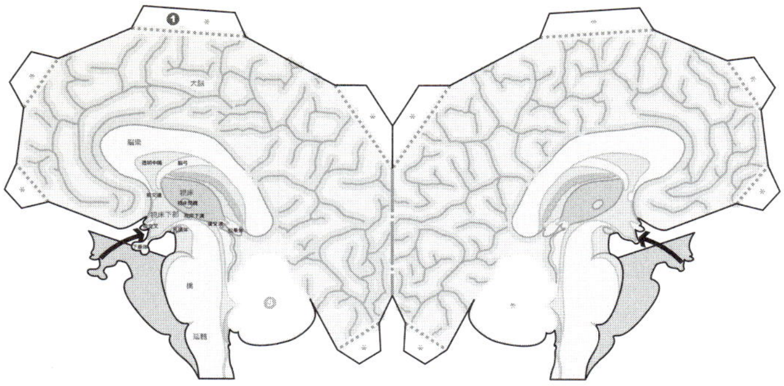

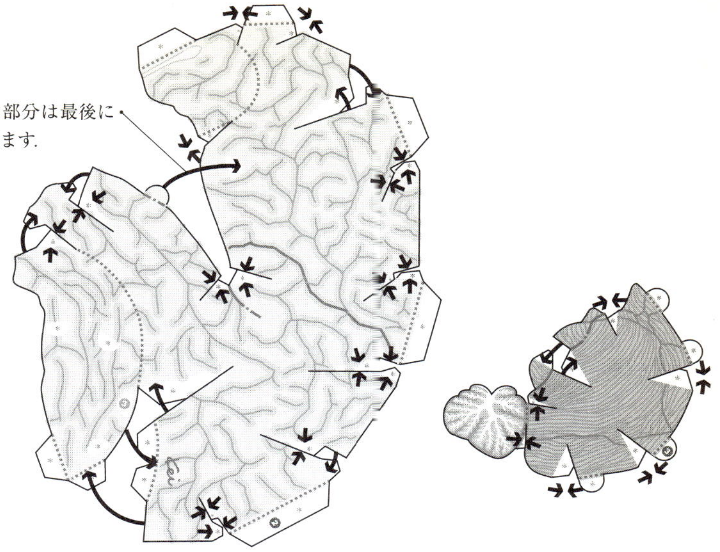

❶ を切り抜き，折り線にそって折り目をつけます．
脳幹部分は二つ折りにして貼り合わせます．

この部分は最後に貼ります．

❷❸ を切り抜き，折り線にそって折り目をつけて，のりしろに隣り合う面をタックをよせるようにして貼り合わせます．2段階・3段階ののりしろは互い違いに貼りましょう．
❹❺ も同様にして組みたてます．

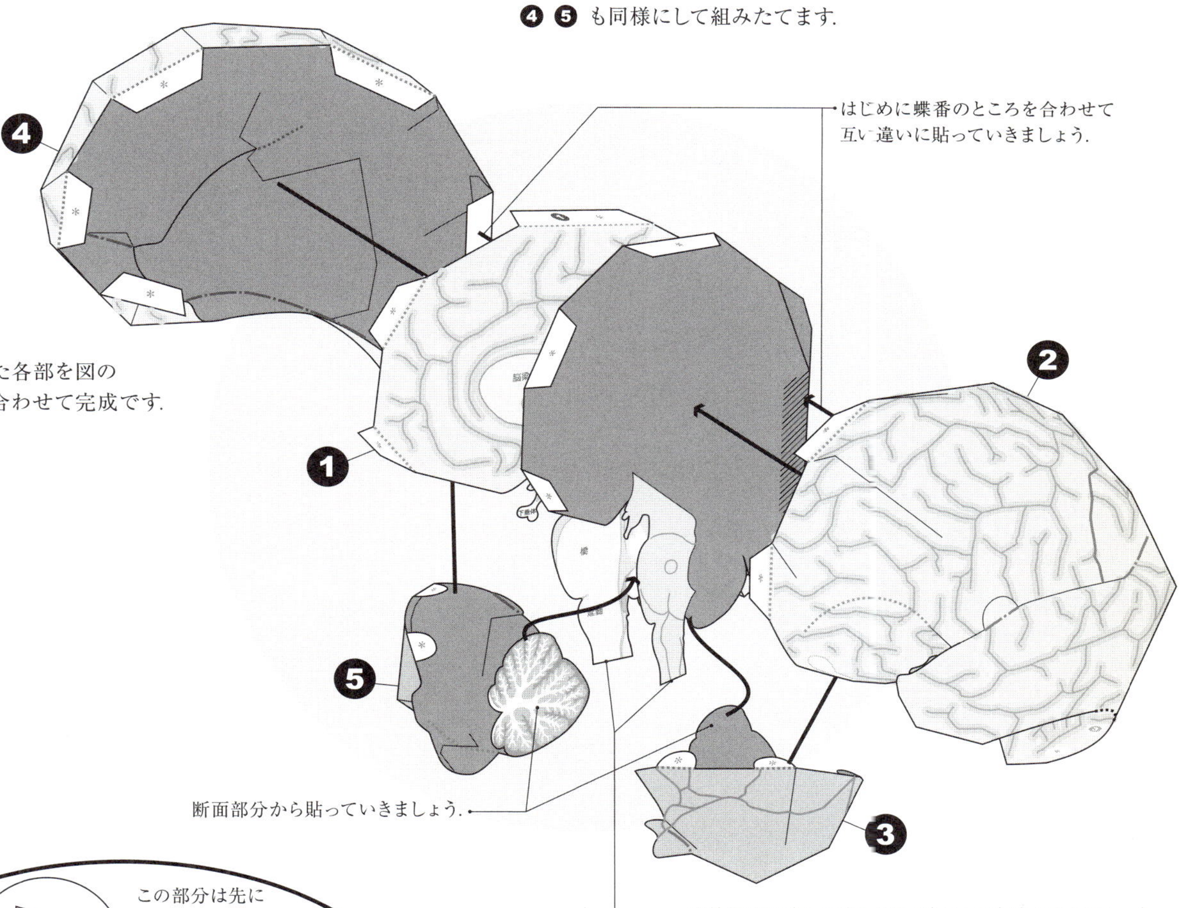

はじめに蝶番のところを合わせて互い違いに貼っていきましょう．

⊙ できあがった各部を図のように組み合わせて完成です．

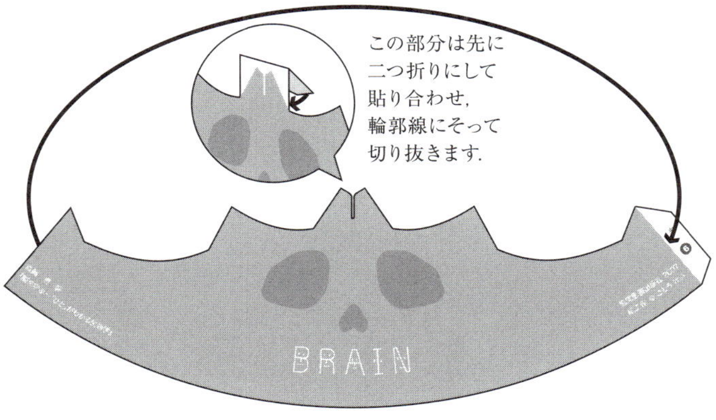

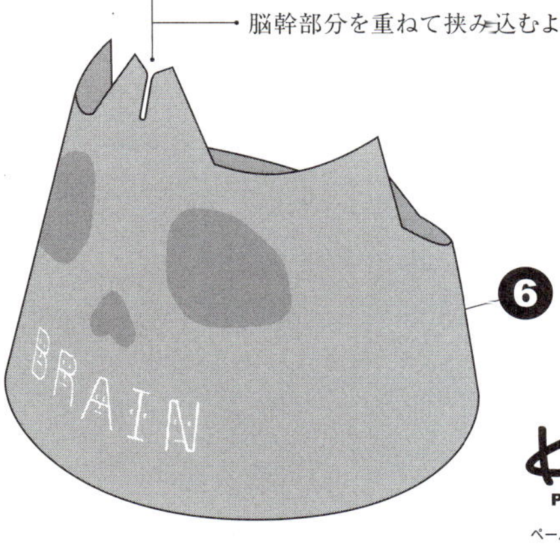

断面部分から貼っていきましょう．

脳幹部分を重ねて挟み込むようにして架台にのせましょう．

この部分は先に二つ折りにして貼り合わせ，輪郭線にそって切り抜きます．

❻ を切り抜き，図のように貼り合わせます．

Kei Craft
PAPER CRAFT STUDIO

ペーパークラフトデザイン：KeiCraft／ごとう けい
http://www.keicraft.com　© 2007 KEI GOTO

「脳を作ってみよう」

❷ 大脳・1

❸ 小脳・1

この紙工作を完成させるまでには，およそ
3時間ほどかかると思います．
ですから，ひとつひとつゆっくり丁寧に，途中
コーヒーでも飲んで休憩しながら作りましょう．

森岡　周　著『脳を学ぶ～「ひと」がわかる生物学』協同医書出版社 2007
「脳を作ってみよう」1/4

Kei Craft
PAPER CRAFT STUDIO

ペーパークラフトデザイン：KeiCraft／ごとう けい
http://www.keicraft.com　© 2007 KEI GOTO

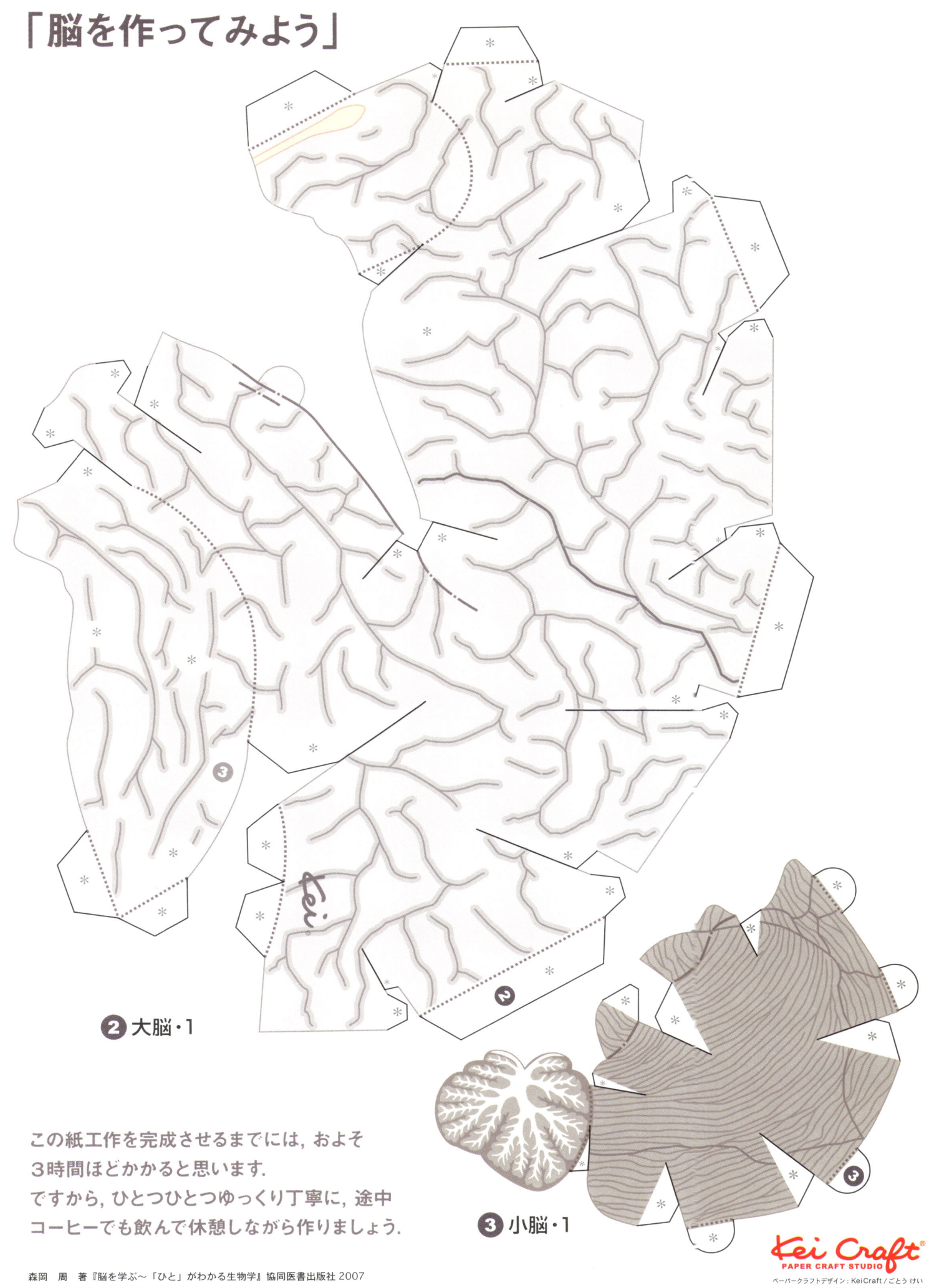

❹ 大脳・2

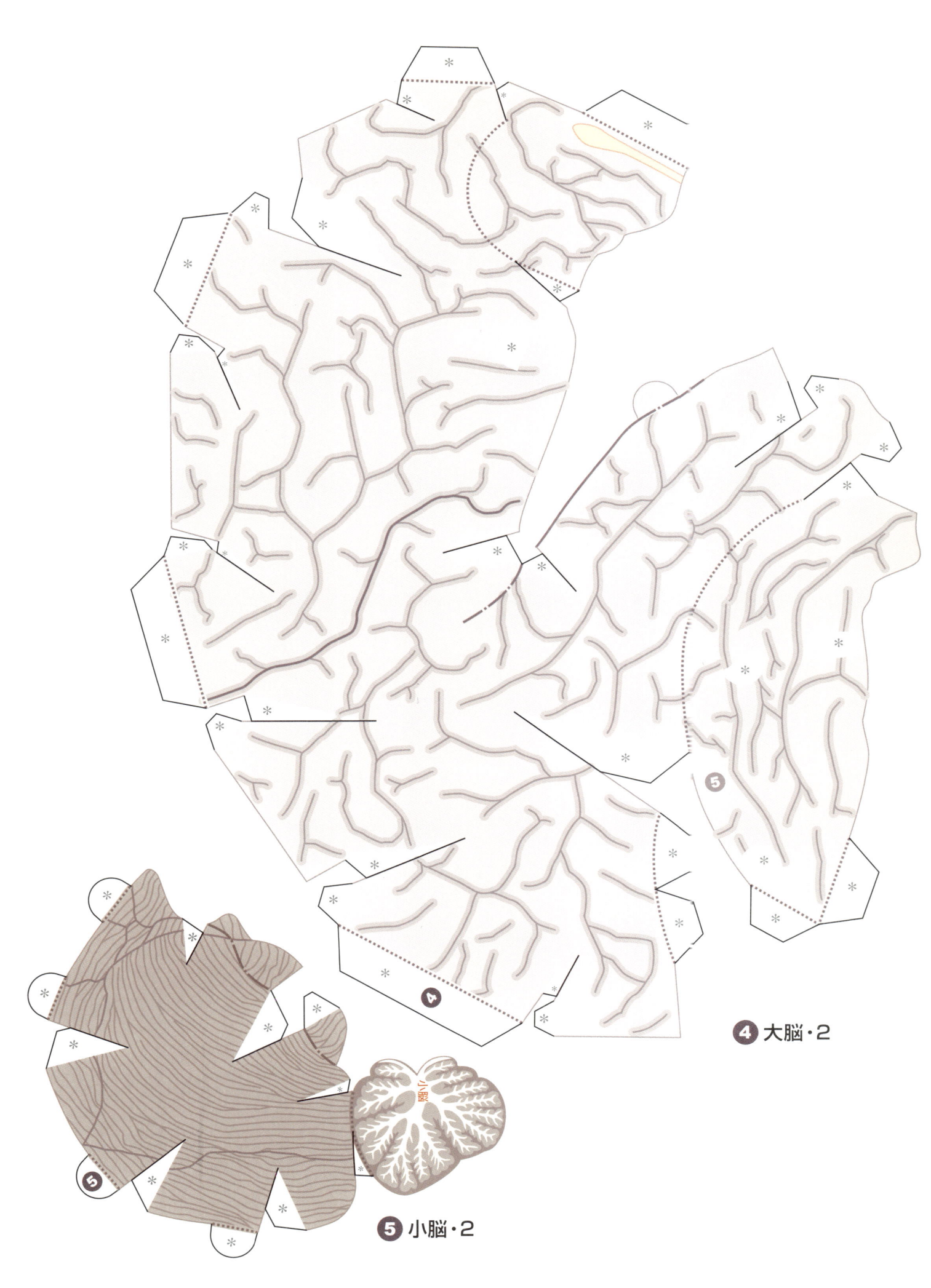

❺ 小脳・2

❶ 脳幹・大脳

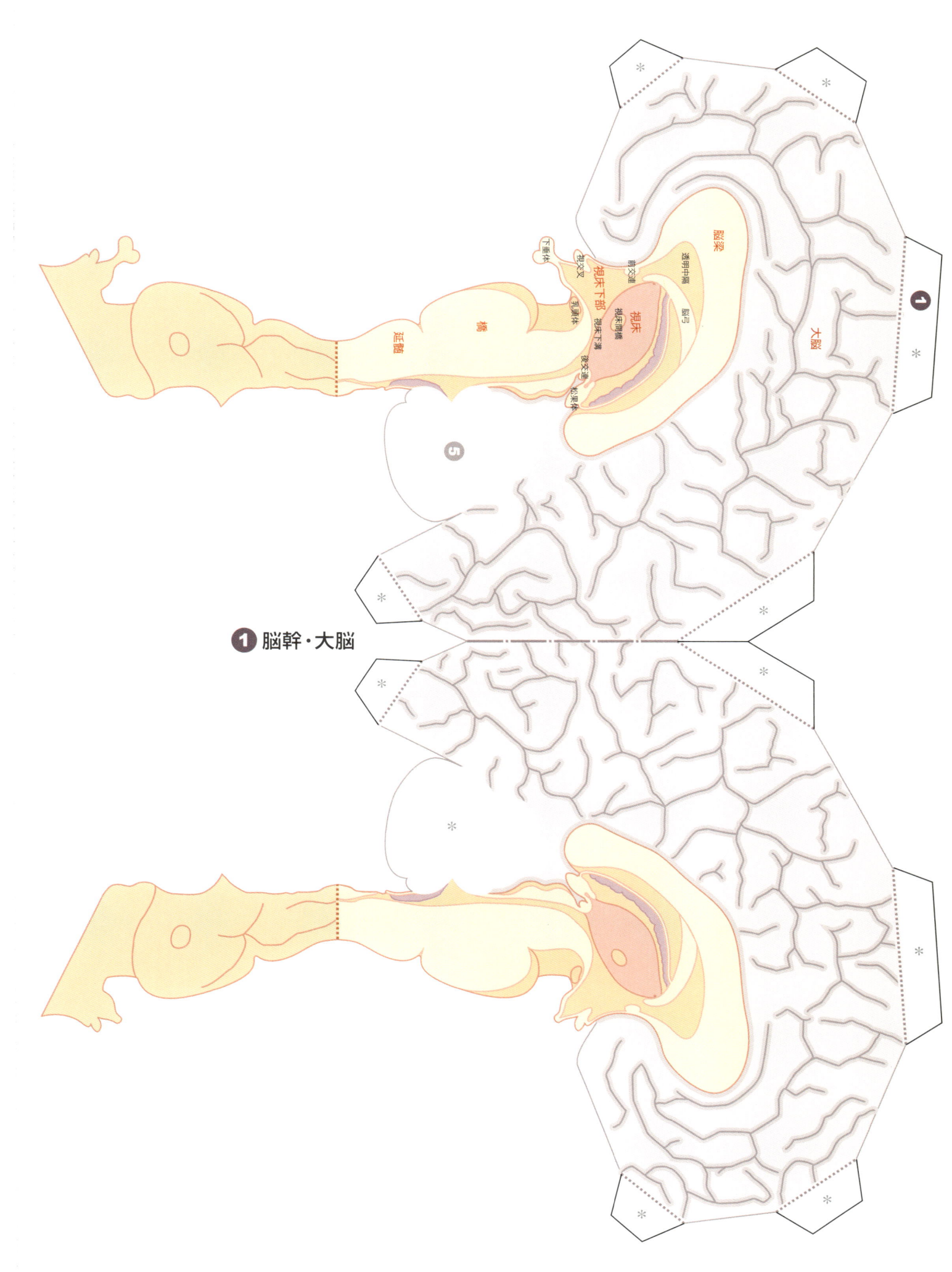

脳梁
透明中隔
脳弓
視床
視床間橋
視床下溝
交連
松果体
乳頭体
視交叉
視床下部
前交連
下垂体
橋
延髄
大脳

「脳を作ってみよう」3/4

❻ 架台

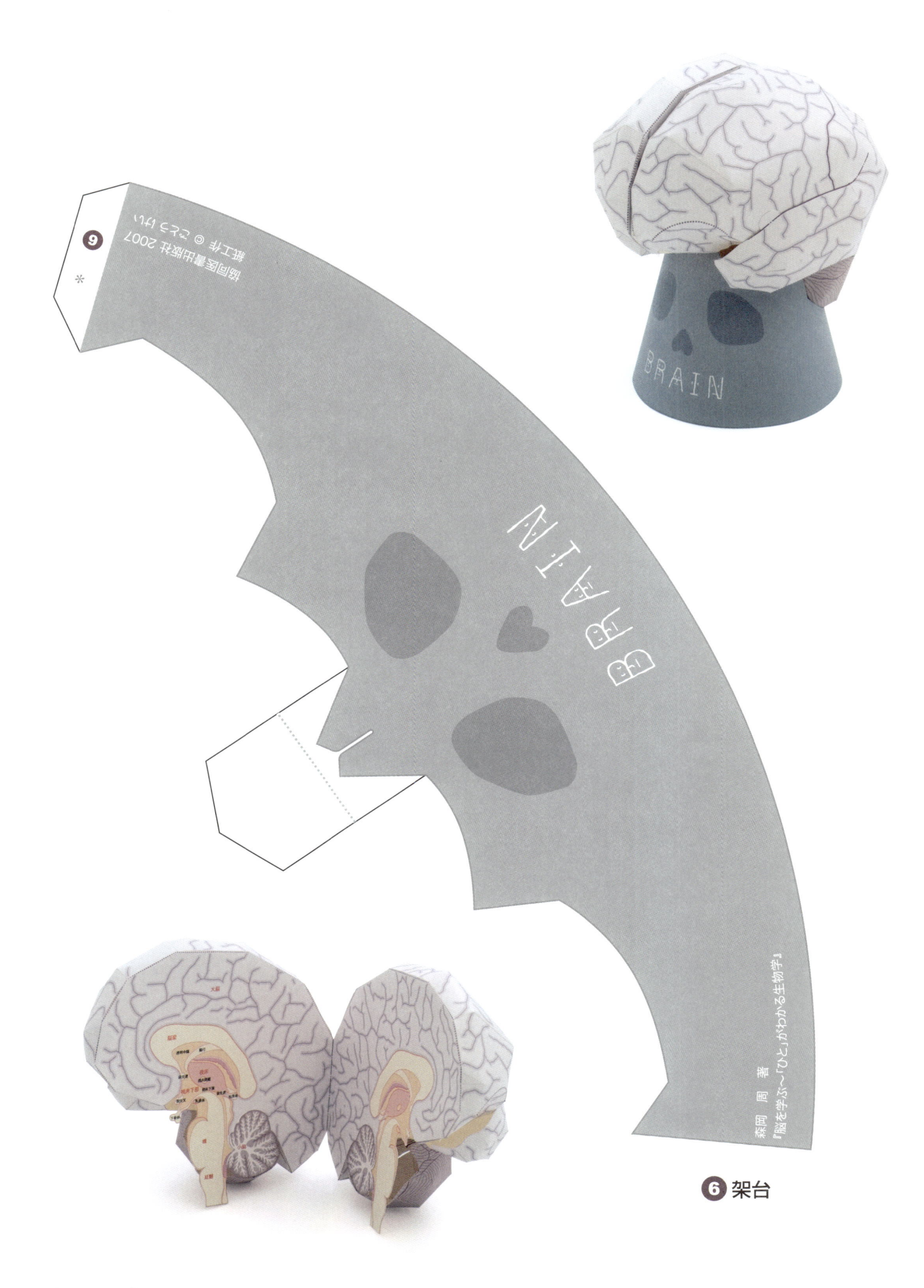

森岡 周 著
『脳を学ぶ ひ〜「ひと」がわかる生物学』
協同医書出版社 2007
紙工作 © コウラ けい